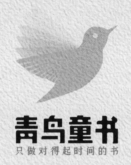

青鸟童书

只做对得起时间的书

北京科技大学　北京科学学研究中心　专家审定

| 全景手绘版 |

孩子读得懂的
人体奥秘

◎ 黄桂钗 著　　◎ 柳维 绘

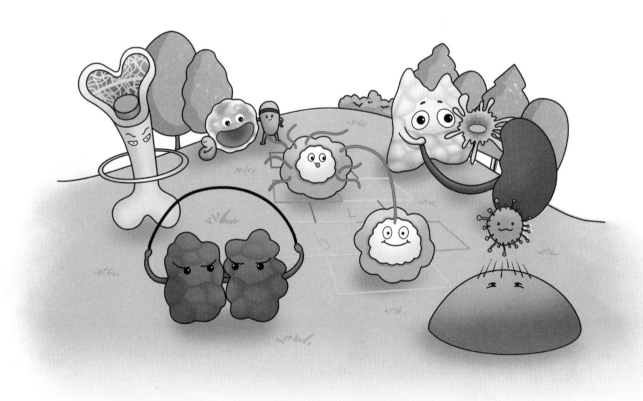

北京理工大学出版社
BEIJING INSTITUTE OF TECHNOLOGY PRESS

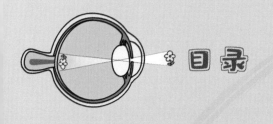

目录

1 每个人都有一个小肚脐 // 02

2 第一声啼哭原来是在呼吸 // 04

3 容不得半粒沙子的眼睛 // 06

4 为什么感冒时鼻子会堵塞 // 08

5 耳朵里的"蜗牛" // 10

6 我们是如何尝到味道的 // 12

7 牙齿的小秘密 // 14

8 让人又爱又恨的扁桃体 // 16

9 当心，当心，气管、食管要分清 // 18

10 咕噜咕噜，肚子里的小怪兽 // 20

11 铺着地毯的长管道 // 22

12 食物在人体之旅的终点站 // 24

13 肝胆相照的好朋友 // 26

14 默默无言的双枪英雄 // 28

15 身体里的滤水厂 // 30

16 憋不住啦，憋不住啦 // 32

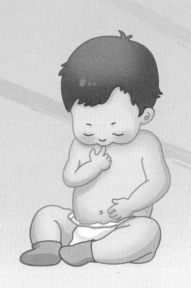

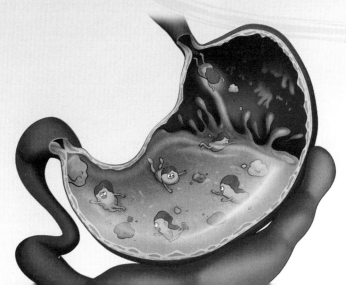

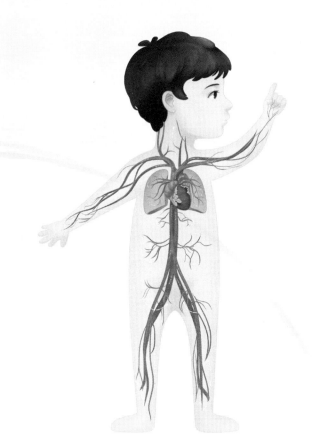

17 每个人都拥有的两房两室　　　　// 35

18 日夜不停的"河流"——大、小循环　　// 36

19 血液的秘密　　　　// 38

20 沿"河"而建的淋巴系统　　　　// 40

21 神秘的免疫力　　　　// 42

22 免疫力的番外篇：疫苗　　　　// 44

23 蜕皮，蜕皮！你换新皮肤了吗　　// 46

24 肥胖的人也有肌肉吗　　　　// 48

25 咔嗒、咔嗒，请注意，有骨架出没　// 50

26 身体的指挥中心　　　　// 52

27 被分成两半的脑——端脑　　　　// 54

28 人脑的总管家——间脑　　　　// 56

29 神经系统的组成部分——脑干和小脑　// 58

30 神奇的魔法师——激素　　　　// 60

31 成长的秘密　　　　// 62

32 携带遗传密码的染色体　　　　// 64

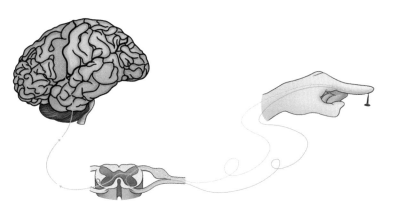

在我们每个人的肚子上都有一个圆圆的小肚脐，它是怎么来的？又有什么作用呢？

1 每个人都有一个小肚脐

这一切要从很久很久以前（哈哈，其实也没那么久），从你还在妈妈肚子里（准确来说是在妈妈的子宫里）的时候说起。那时候你还没有肚脐，有一根长长的脐带（大约 55 厘米），一端长在你肚子的脐轮上，另一端连在妈妈的胎盘上。在整个胎儿期，你所需要的营养都是由脐带输送的，而你在胎儿期间产生的代谢物质也是由脐带运往胎盘，再由妈妈排出体外的。

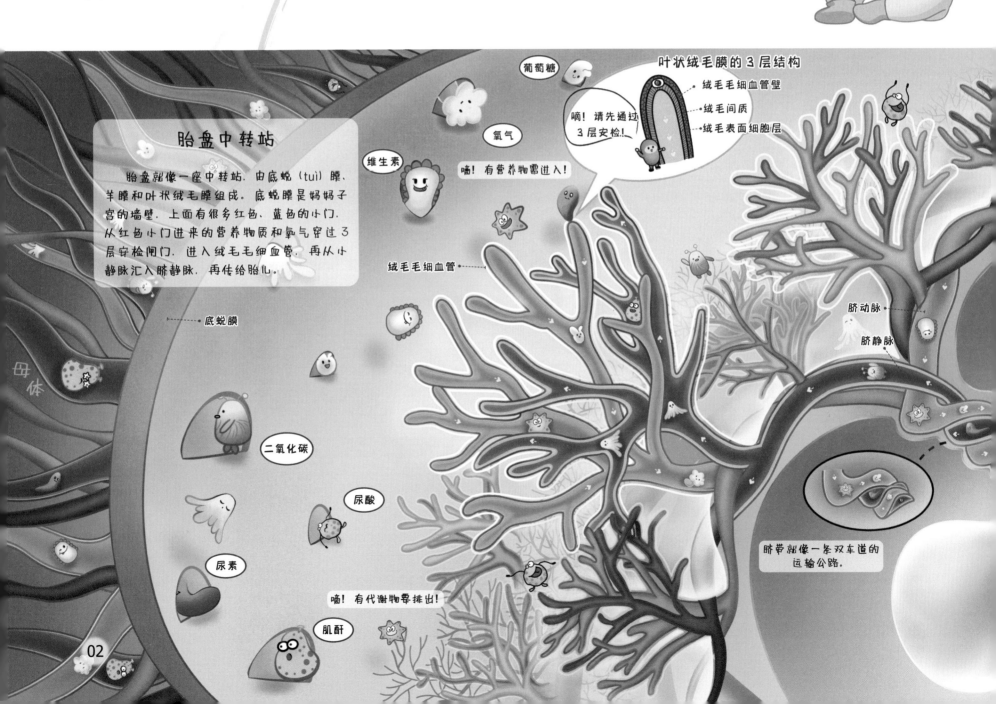

你已经知道了胎盘和脐带，接下来我们来了解一下你是如何从受精卵长成胎儿的吧。

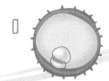

1 一周左右，受精卵分裂发育为囊胚，囊胚在子宫内膜着床（就像你将一颗种子埋入土中一样）。

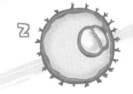

2 孕4周末，囊胚长出胚盘与体蒂（体蒂是脐带的始基）。

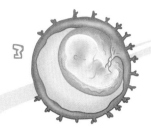

3 孕8周末，胚胎已经能分辨出眼睛、耳朵、鼻子和嘴巴，也有了手脚的形状，但头很大，占了整个胎体的一半。这个时候医生可以通过仪器测到胚胎早期的心脏搏动。

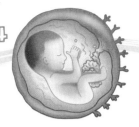

4 孕16周末，胎儿大约长到了16厘米（差不多和大人的手掌那么长），头皮开始长出毛发，并出现了呼吸运动。

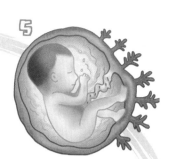

5 孕20周末，胎儿出现吞咽、排尿功能，妈妈也能感觉到宝宝在肚子里动来动去了。

趣味知识拓展

告诉你一个小秘密，每个人在胎儿期都喝过自己的尿哦！

不过别担心，因为那时胎儿还住在充满羊水的羊膜腔里，虽然会吞咽和排尿，但只是把羊水吞下去，再尿入羊水中。

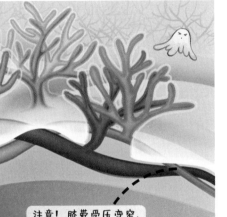

注意！脐带受压变窄，胎儿快要缺氧啦，请尽快疏通！

为了让胎儿住得舒服一些，羊膜腔里充满了羊水。羊水可以保护胎儿和脐带不受宫壁的挤压，并为胎儿提供较大的活动范围，使胎儿在子宫里也可以活动活动手脚。

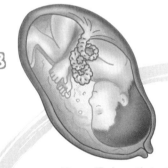

8 孕36周末，胎儿的皮下脂肪多了起来，皮肤也没有之前那么皱了。

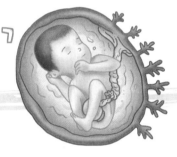

7 孕32周末，胎儿已经长到了40厘米，脚指甲也长出来了。如果是个小男生，睾丸也开始从腹腔往阴囊里下降。

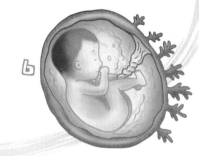

6 孕24周末，胎儿的各个脏器都已经发育，而且长出了眉毛，不过皮肤仍然皱皱的。

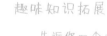

9 孕40周末，到离开妈妈肚子的时候了，这时胎儿已经发育成熟，大约有50厘米高了，皮肤粉红，头发浓密，生出来就是可爱的小婴儿啦。

当你"哇—哇—"哭着离开妈妈的子宫后，医生就会把脐带剪断、结扎、贴上护脐贴。等到结扎的脐带断端脱落，你就有了一个圆圆的小肚脐！

为什么每个宝宝出生时都会哇哇大哭，如果不哭，医生们还要想尽办法让他哭呢？让我们一起来找找原因吧。

2 第一声啼哭原来是在呼吸

每个宝宝出生时都会哇哇大哭，如果不哭，医生除了要用一根小管子吸干净小宝宝嘴巴和鼻腔里的羊水，有时候还要提起宝宝的脚，轻轻拍打他（她）的小脚丫或小屁屁，总之一定要让宝宝哭出来。这是为什么呢？

这可不是医生们爱打人哦，而是因为宝宝们的第一声啼哭，其实是在呼吸。

在妈妈肚子里时，宝宝的肺是一团没有空气的组织，而且胸廓呈曲缩状态。当小宝宝出生时，曲缩的胸廓瞬间增大，宝宝的胸腔也会跟着扩大，肺叶张开，空气进入，气体在经过喉咙时，引起声带的振动，发出了类似哭的声音。

第一声啼哭产生后，肺就开始了它的工作。如果刚出生的宝宝没有哭，是一件很危险的事情，有可能是各种原因造成的呼吸道不通畅，宝宝就会有窒息的危险。

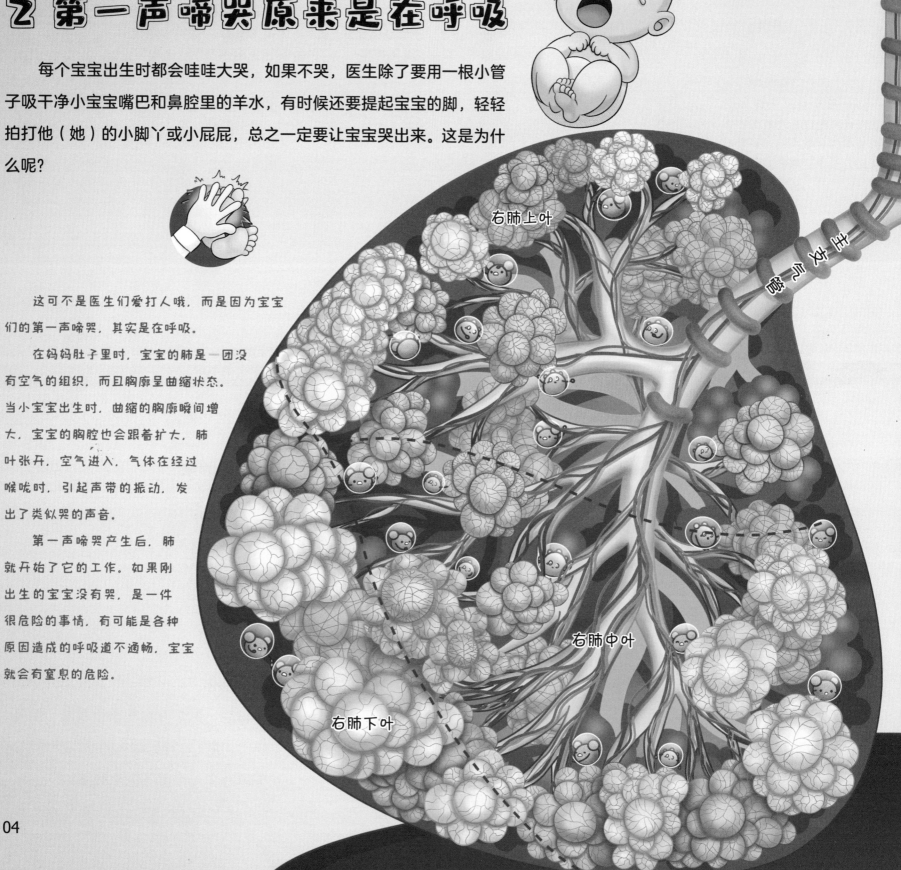

右肺上叶

气管、支气管

右肺中叶

右肺下叶

接下来，让我们来好好了解一下我们的气管分支和肺。肺位于我们的胸腔，由胸廓保护着。你知道吗？我们的气管和肺，看起来就像一棵倒着生长的大树。气管不停地分支，就像树枝一样；气管末梢一簇簇的肺泡则像茂盛的树叶。气管像树干，长到胸骨角平面处分出枝杈——左右主支气管，分别进入左右肺。左主支气管细长，进入肺门后分成上下两支，分别进入左肺的上下叶；右主支气管粗短，进入右肺后分成上中下3支，分别进入上中下3个肺叶。主支气管进入肺叶后仍然不断分支，直至细支气管末端的肺泡。

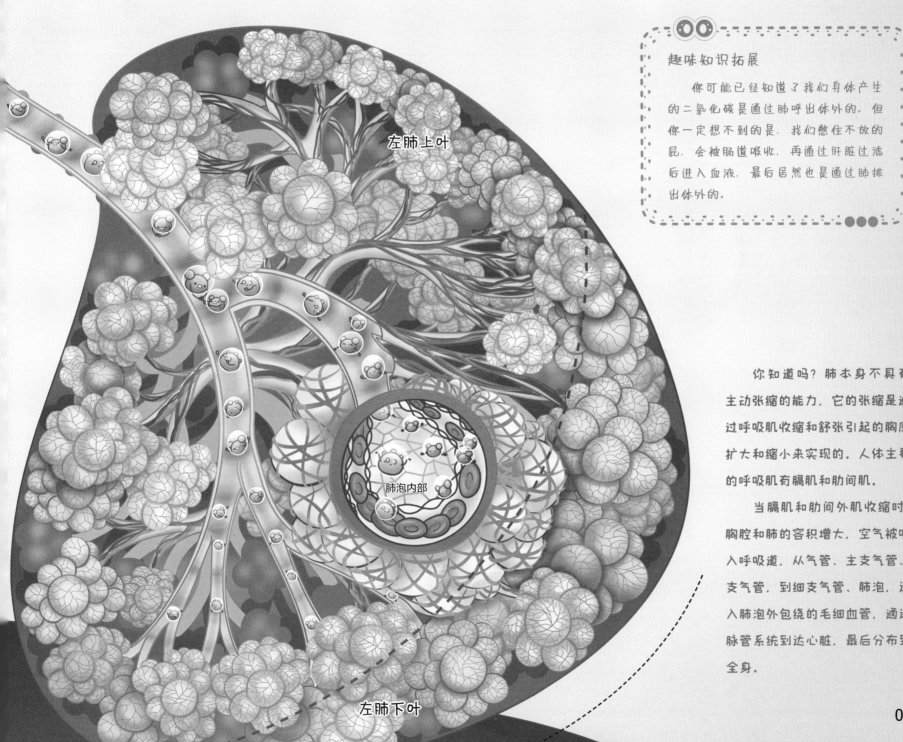

左肺上叶

肺泡内部

左肺下叶

趣味知识拓展

你可能已经知道了我们身体产生的二氧化碳是通过肺呼出体外的。但你一定想不到的是，我们憋住不放的屁，会被肠道吸收，再通过肝脏过滤后进入血液，最后居然也是通过肺排出体外的。

你知道吗？肺本身不具有主动张缩的能力，它的张缩是通过呼吸肌收缩和舒张引起的胸廓扩大和缩小来实现的。人体主要的呼吸肌有膈肌和肋间肌。

当膈肌和肋间外肌收缩时，胸腔和肺的容积增大，空气被吸入呼吸道，从气管、主支气管、支气管，到细支气管、肺泡，进入肺泡外包绕的毛细血管，通过脉管系统到达心脏，最后分布到全身。

为什么我们常说眼里容不得半粒沙子呢？
眼睛真的这么脆弱吗？

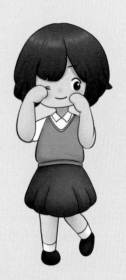

了容不得半粒沙子的眼睛

眼睛被称为人类的"心灵之窗"，别看它在我们脸上占据的空间不大，却有着非常重要的地位。

如果现在你有一面镜子，你可以对着镜子看看自己的眼睛（如果没有镜子，你也可以观察一下妈妈的眼睛）。你能看到的白色部分就是眼睛的巩膜，不过，你只看到了巩膜的一小部分，大部分的巩膜包裹着眼内容物（晶状体、玻璃体和房水）藏在你的眼眶里。眼球真的是球体状的，只不过平时我们无法看到它的全部，今天，我们就来好好认识一下它吧！

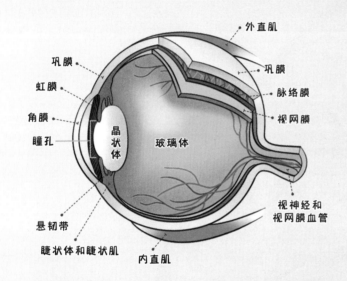

外直肌
巩膜
虹膜
角膜
瞳孔
晶状体
玻璃体
巩膜
脉络膜
视网膜
悬韧带
睫状体和睫状肌
内直肌
视神经和视网膜血管

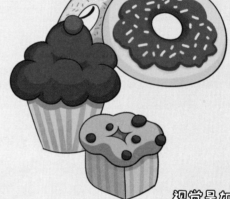

眼睛的结构

眼球的外层除了白色的巩膜，还有巩膜前部略向前凸的透明角膜，角膜没有血管，却有着丰富的感觉神经末梢。别说半粒沙，就是细细的眼睫毛不小心揉进了眼睛，你也会觉得非常非常难受。

在角膜后面是有颜色的虹膜，虹膜的中间有一个圆孔，叫瞳孔。虹膜通过控制瞳孔的大小来调节进入眼球的光线。虹膜的后方是晶状体，外后方是睫状体。晶状体在睫状体的牵扯下，灵活地突出或伸展，可以使物体反射的光准确地聚焦在视网膜上，晶状体也是透明的，没有血管，它和角膜一样，都是靠睫状体产生的房水来提供营养。如果缺乏营养，晶状体会发生混浊，变成乳白色，看东西就会模糊不清，也就是医生们常常说的白内障。在晶状体与视网膜之间填充着玻璃体，它有着折光和支撑视网膜的作用。

视觉是如何产生的？

光线从角膜穿过虹膜中间的瞳孔，再经由晶状体、玻璃体，投射到视网膜，引起视网膜上的感光细胞兴奋，产生神经冲动，神经冲动随着视神经传入大脑皮层的视觉中枢，于是产生视觉。

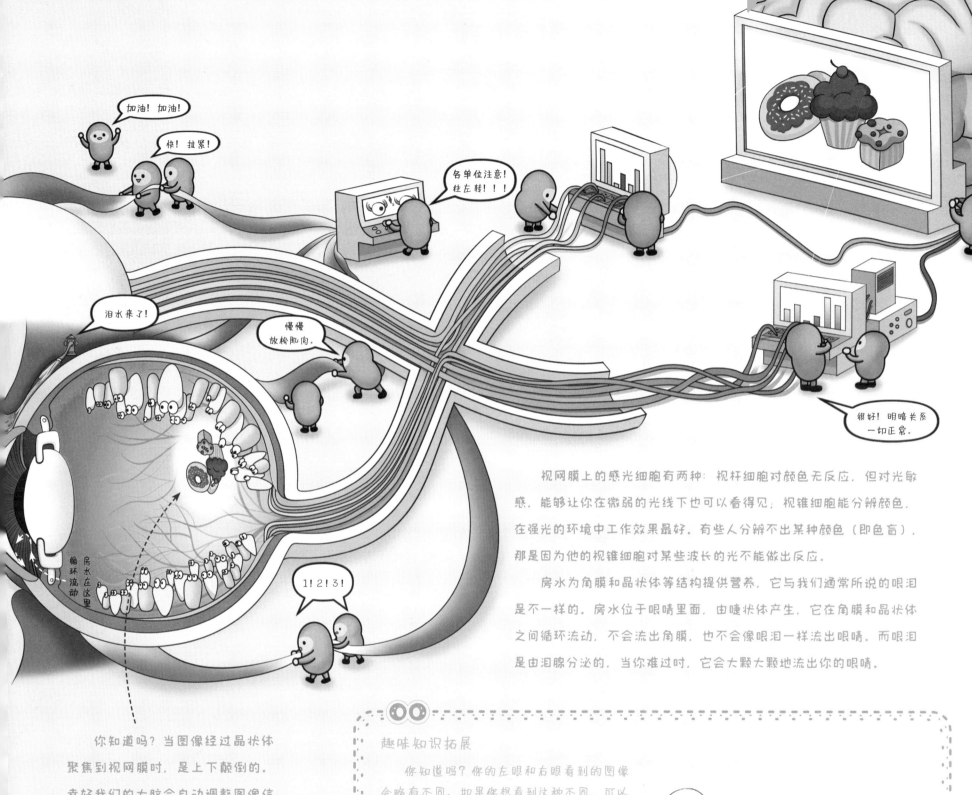

视网膜上的感光细胞有两种：视杆细胞对颜色无反应，但对光敏感，能够让你在微弱的光线下也可以看得见；视锥细胞能分辨颜色，在强光的环境中工作效果最好。有些人分辨不出某种颜色（即色盲），那是因为他的视锥细胞对某些波长的光不能做出反应。

房水为角膜和晶状体等结构提供营养，它与我们通常所说的眼泪是不一样的。房水位于眼睛里面，由睫状体产生，它在角膜和晶状体之间循环流动，不会流出角膜，也不会像眼泪一样流出眼睛。而眼泪是由泪腺分泌的，当你难过时，它会大颗大颗地流出你的眼睛。

你知道吗？当图像经过晶状体聚焦到视网膜时，是上下颠倒的。幸好我们的大脑会自动调整图像信号，否则你将看到每个人都用头在咚咚咚地走路。

趣味知识拓展

你知道吗？你的左眼和右眼看到的图像会略有不同。如果你想看到这种不同，可以站在离墙几十厘米的地方，把你的右臂伸向前方，先闭上左眼，用右眼观察你的手在墙壁的位置；再睁开左眼，闭上右眼，你就会发现左眼看到的手在墙上的位置与右眼看到的不同。这是由于你两只眼睛的不同视角形成了这种深度知觉。

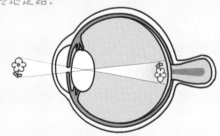

左眼视野

共同视野

右眼视野

为什么感冒时鼻子会堵塞？像两个小山洞一样的鼻孔里藏着什么秘密呢？让我们来认识一下吧。

4 为什么感冒时鼻子会堵塞

"阿嚏，阿嚏！"当感冒时你的鼻子可就受罪了，它可能会流鼻涕流个不停，也可能会堵塞，呼气都不顺畅了。这是怎么回事呢？

首先让我们来认识一下鼻子吧。

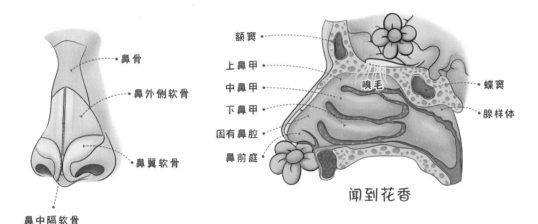

闻到花香

在我们的鼻子里有一块鼻中隔，它将鼻子分成了左右两个腔（所以你才有两个黑洞洞的小鼻孔）。鼻中隔的前下部分是软骨部，可被推动，其余部分为骨性部。空气首先从鼻腔前下部的鼻前庭进入，鼻前庭长着鼻毛，可以对空气起到过滤作用，还能阻挡异物。接着空气进入鼻腔上部的固有鼻腔。在这里，鼻外侧壁上有突出于鼻腔的3道梯形隆起，自下而上分别是下鼻甲、中鼻甲、上鼻甲，每个鼻甲下方凹进去的是各自的鼻道。在感冒时，鼻甲会充血变肿，空气进出就会受到阻碍，所以，你就会觉得你的鼻子被堵住了。

虽然我们的鼻子看起来好像什么也不用做，只是气体进出的通道而已。但其实，它可忙碌了！空气一进入鼻腔，鼻腔中的黏膜就会对空气进行温度调节，将它调到接近正常体温的温度；与此同时，鼻腔中的腺体和杯状细胞要分泌出水分，以增加吸入空气的湿度；如果吸入的空气中有尘土、异味或异物，鼻黏膜受到刺激，就会通过打喷嚏的方法来清除它们，比较微小的尘粒则会被黏膜表面的黏液粘住，附在鼻腔内壁上，等它们在鼻孔里变干后，就变成鼻屎了。

空气经过温度调节、湿润和清洁后继续往里走，在鼻腔顶部，有几百万个能探测味道的嗅觉上皮细胞在等待，当吸入的空气经过这里时，空气中的气味会被检测出来，相应的嗅毛受到刺激产生神经冲动，神经冲动经嗅神经、嗅球传到大脑皮层的嗅觉中枢，产生嗅觉。

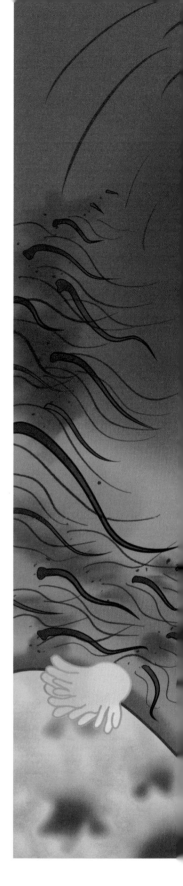

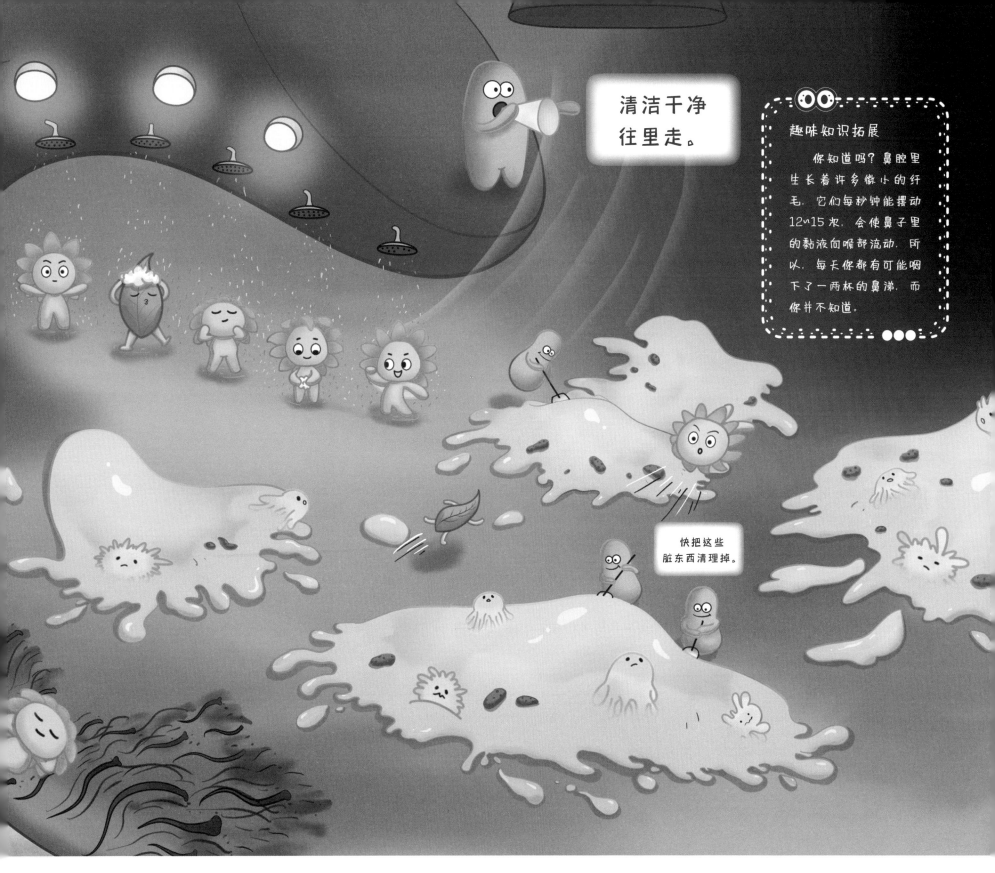

说完了鼻腔，让我们顺便了解一下鼻窦吧。鼻窦是鼻腔周围的颅骨中含气的空腔，左右成对，一共有 4 对：颧骨旁的是上颌窦，鼻梁旁的是筛窦，额头靠近眼睛的地方是额窦，还有鼻子后面的蝶窦。因为 4 对鼻窦的开口都在鼻腔内，当鼻腔感染时，炎症很可能会蔓延到鼻窦，形成鼻窦炎。

说起来你可能不信，在你的耳朵里藏着一只蜗牛呢，它是怎么收集声波的呢？让我们一起来看看吧。

与 耳朵里的"蜗牛"

当然，当然，你的耳朵里不可能住着一只真正的蜗牛，不过，你耳朵里的一些结构看起来真的很像一只小蜗牛。

下面请跟紧我，一起到耳朵里去看看吧。

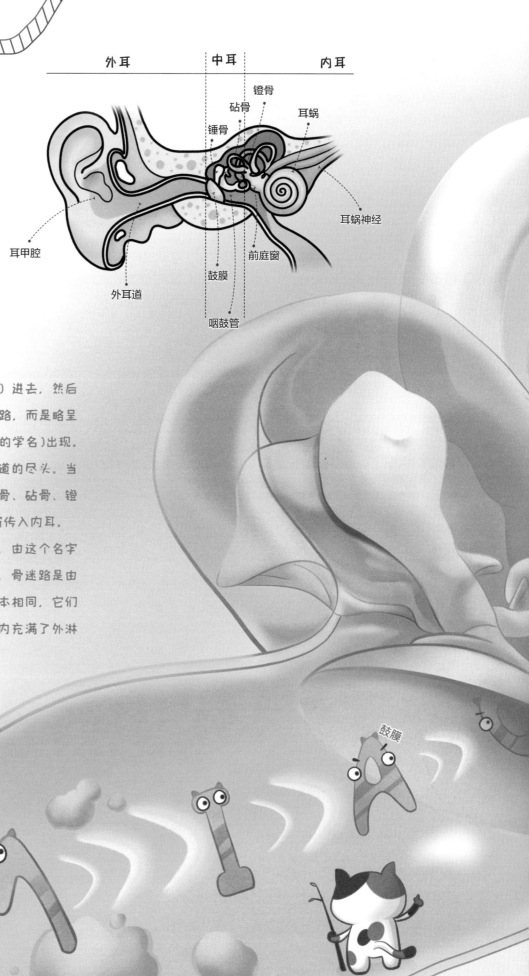

外耳　中耳　内耳

镫骨
砧骨
锤骨
耳蜗
耳蜗神经
耳甲腔
前庭窗
外耳道
鼓膜
咽鼓管

首先，我们要随着声波的振动从耳廓上的小门（外耳门）进去，然后需要经过长 2~2.5 厘米的外耳道，外耳道可不是一条笔直的道路，而是略呈 S 形的弯曲通道。在这条通道上时不时会有耵聍(耵聍就是耳屎的学名)出现。走完外耳道，就会看到鼓膜，鼓膜自上而下倾斜着拦在外耳道的尽头。当声波传到鼓膜引起振动，"咚咚咚"，振动被鼓膜后面的锤骨、砧骨、镫骨（这 3 块听小骨连在一起，组成听骨链）放大后通过前庭窗传入内耳。

内耳长得很像一只蜗牛，它还有另一个名字叫"迷路"，由这个名字你可以想象得到它有多么复杂吧。它由骨迷路和膜迷路组成，骨迷路是由骨密质构成的管道；膜迷路位于骨迷路内，形态和骨迷路基本相同，它们俩就像是两个俄罗斯套娃一般。骨迷路和膜迷路之间的间隙内充满了外淋巴液，膜迷路中则充满内淋巴液，内、外淋巴液互不流通。

鼓膜

耵聍

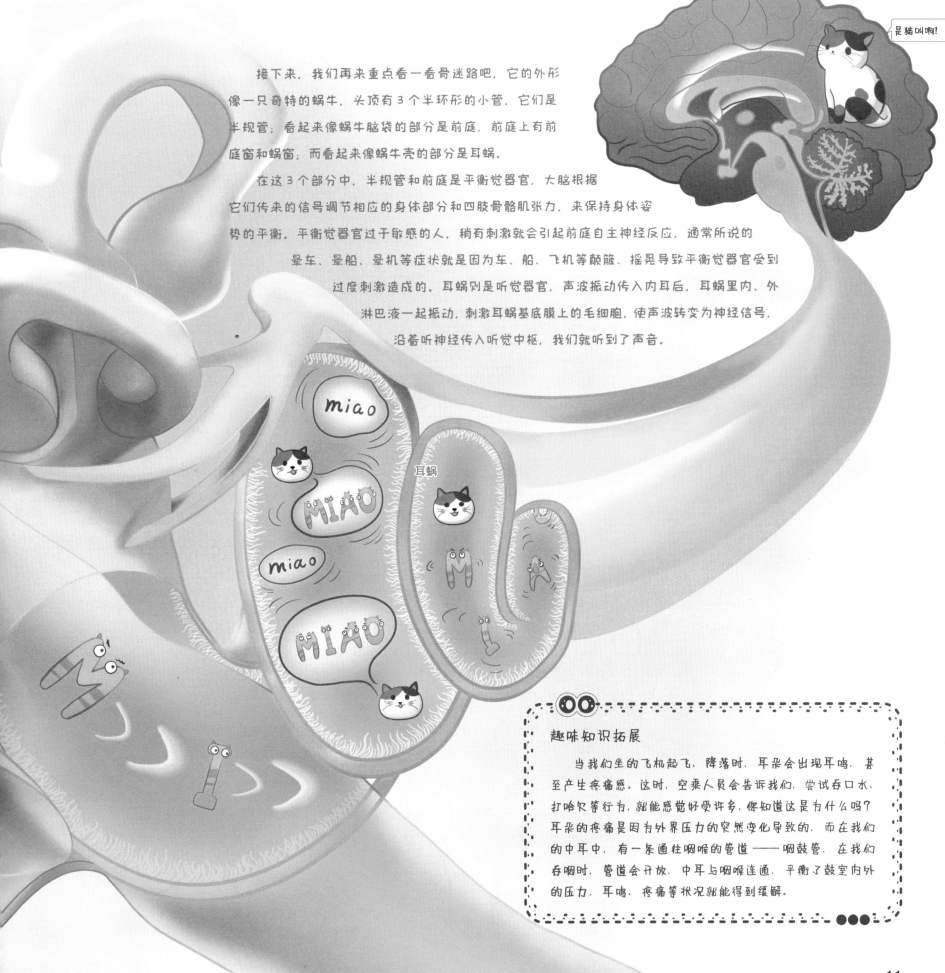

接下来，我们再来重点看一看骨迷路吧，它的外形像一只奇特的蜗牛，头顶有3个半环形的小管，它们是半规管；看起来像蜗牛脑袋的部分是前庭，前庭上有前庭窗和蜗窗；而看起来像蜗牛壳的部分是耳蜗。

在这3个部分中，半规管和前庭是平衡觉器官，大脑根据它们传来的信号调节相应的身体部分和四肢骨骼肌张力，来保持身体姿势的平衡。平衡觉器官过于敏感的人，稍有刺激就会引起前庭自主神经反应，通常所说的晕车、晕船、晕机等症状就是因为车、船、飞机等颠簸、摇晃导致平衡觉器官受到过度刺激造成的。耳蜗则是听觉器官，声波振动传入内耳后，耳蜗里内、外淋巴液一起振动，刺激耳蜗基底膜上的毛细胞，使声波转变为神经信号，沿着听神经传入听觉中枢，我们就听到了声音。

是猫叫啊!

耳蜗

趣味知识拓展

当我们坐的飞机起飞、降落时，耳朵会出现耳鸣，甚至产生疼痛感。这时，空乘人员会告诉我们，尝试吞口水、打哈欠等行为，就能感觉好受许多，你知道这是为什么吗？耳朵的疼痛是因为外界压力的突然变化导致的，而在我们的中耳中，有一条通往咽喉的管道——咽鼓管，在我们吞咽时，管道会开放，中耳与咽喉连通，平衡了鼓室内外的压力，耳鸣、疼痛等状况就能得到缓解。

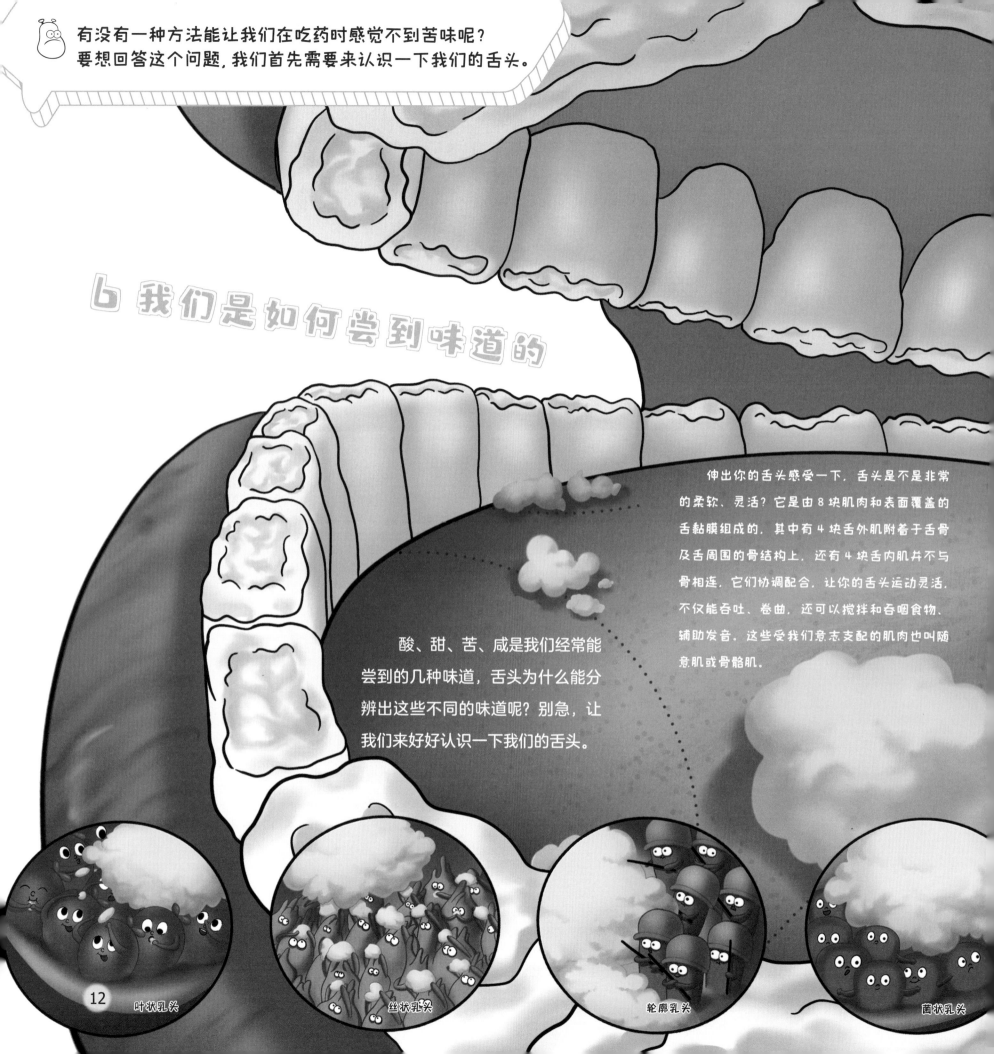

有没有一种方法能让我们在吃药时感觉不到苦味呢？
要想回答这个问题，我们首先需要来认识一下我们的舌头。

6 我们是如何尝到味道的

伸出你的舌头感受一下，舌头是不是非常的柔软、灵活？它是由8块肌肉和表面覆盖的舌黏膜组成的，其中有4块舌外肌附着于舌骨及舌周围的骨结构上，还有4块舌内肌并不与骨相连，它们协调配合，让你的舌头运动灵活，不仅能吞吐、卷曲，还可以搅拌和吞咽食物、辅助发音。这些受我们意志支配的肌肉也叫随意肌或骨骼肌。

酸、甜、苦、咸是我们经常能尝到的几种味道，舌头为什么能分辨出这些不同的味道呢？别急，让我们来好好认识一下我们的舌头。

叶状乳头

丝状乳头

轮廓乳头

菌状乳头

舌头的表面覆盖黏膜，上面有许多大小不等的隆起，它们是舌乳头。舌乳头有 4 种，最多的是**丝状乳头**，遍布舌背，当丝状乳头的表皮细胞角质化脱落后，与食物残渣、细菌等混合，在舌头表面形成舌苔；**菌状乳头**比较少，大部分长在舌尖和舌尖侧缘；**轮廓乳头**像一列卫兵排列在舌体后部；**叶状乳头**就在舌体后部的侧缘。除丝状乳头外，另外 3 种舌乳头的黏膜上皮中含有味觉感受器，也就是味蕾。

舌头不同区域的味蕾对味觉刺激的敏感度有所不同：一般来说，舌尖对酸、甜、苦、咸的刺激非常敏感，尤其是甜、咸两种味道；舌头的两侧周围对酸的刺激最为灵敏；舌根对苦味的刺激最为敏感。这些味觉刺激经由神经传入大脑皮层的味觉区，我们就能品尝出不同的味道了。

所以，当你在吃一粒很苦的药时，可以试着把它放在舌头的中间部分，因为这里遍布着没有味蕾的丝状乳头，感受不到苦味。但当你要吞下药时，苦药就需要经过舌体后部像卫兵一样排列的轮廓乳头，它们会相当尽责地告诉你："这是苦的、苦的……"

讲完了舌头上面，我们再来看看舌头的下面，这里有一块又细又薄的粉色黏膜皱襞与口腔底相连，它就是舌系带。如果舌系带太短，说话、吞咽、伸舌等都可能受影响。

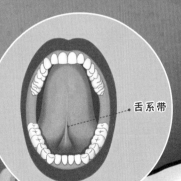

舌系带

趣味知识拓展

你知道吗？婴儿大概有 10000 个味蕾，而成年人的味蕾只有几千个。这是因为味蕾的数量会随着年龄的增大而减少，同时味蕾对味道的敏感度也会随着年龄的增大而降低。这也是为什么有时候我们吃起来咸淡刚刚好的菜，爷爷奶奶可能会觉得淡而无味，而他们觉得咸淡合适的菜，我们吃起来又觉得有点咸的原因。

你知道我们身上最坚硬的组织是什么吗？
我猜你可能不知道。关于它还有很多小秘密哦。

牙骨质

牙本质

牙髓

釉质

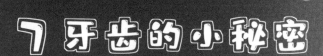 7 牙齿的小秘密

我们身上最坚硬的组织不是骨头，而是牙齿。你可别小看了这些躲在嘴巴里的小小牙齿，如果没有它们，你就啃不动甘蔗，嚼不烂肉食，还有很多很多的美食你都吃不了。所以，牙齿对我们非常重要。

龋洞

牙齿为什么是最坚硬的呢？

这要从牙齿的构造说起，牙齿组织是由牙齿硬组织（釉质、牙本质、牙骨质）和软组织（牙髓）组成。硬组织中的牙釉质在牙冠（暴露在牙龈外的部分）的最外层，由钙、磷等矿物质组成，硬度堪比石英；牙冠从外向里的第二层是牙本质，介于牙釉质与牙髓之间，硬度略低于牙釉质。牙骨质包绕在牙根表面，硬度类似骨组织。由这3层硬组织包裹着的牙齿，当仁不让成为人体最坚硬的组织。

不过，就算是这样坚硬的组织，如果我们不注意口腔卫生，我们唾液中的糖蛋白、细菌和食物残渣等就会在牙齿表面形成牙菌斑。牙菌斑又会导致细菌大量滋生、繁衍，与食物发生反应，产生腐蚀牙齿的酸性物质，继而导致坚硬的牙冠被破坏，产生龋齿，也就是我们常说的蛀牙。如果龋齿没有得到及时治疗，龋洞内的细菌渗透到牙髓腔，腐蚀了牙神经，就会产生难以忍受的疼痛。

如何防止龋齿？

为了防止龋齿的产生，我们要养成早、晚刷牙，饭后漱口等好习惯，保持良好的口腔卫生。此外，在适当的时候对磨牙进行窝沟封闭，也是一种有效防龋齿的办法。因为磨牙的表面有许多细小的窝沟，食物极易残留在这里滋生细菌，从而产生龋齿。窝沟封闭是用一种树脂类的材料将牙齿上的窝沟裂隙填平。这些材料渗透窝沟后会固化变硬，形成一层保护性的屏障，覆盖在窝沟上，阻止致龋细菌及酸性代谢产物对牙体的腐蚀。

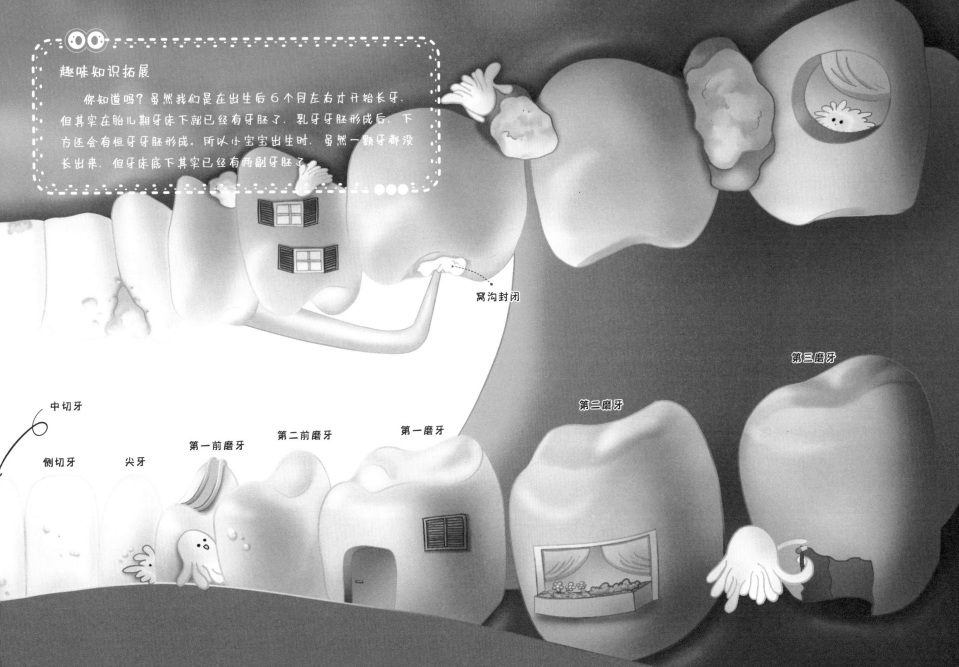

窝沟封闭

中切牙

侧切牙　　尖牙

第一前磨牙　　第二前磨牙　　第一磨牙　　第二磨牙　　第三磨牙

牙齿家族都有哪些成员呢？

你也许发现了，爸爸妈妈牙齿的数量和你的不一样。这是因为我们每个人一生中会长出两套牙——乳牙和恒牙。

当你3岁左右，乳牙就会全部长出来，上下各10颗，一共20颗。这时候你的牙齿是上下对应、左右对称的。所以，我们只需要认识下牙一半的牙齿就可以知道整个口腔里牙齿的名称了。一起来认识一下它们吧：从中间往旁侧，排排站着的分别是：乳中切牙、乳侧切牙、乳尖牙、第一乳磨牙和第二乳磨牙。另一半从中间往旁侧也是这样的顺序。

乳牙在6岁左右开始逐渐脱落，恒牙陆续长出，恒牙的数量比乳牙多，大概有28到32颗，之所以数量不确定，是因为有些人的第三磨牙，也就是通常所说的智齿，并不一定会长出来。恒牙的名称和乳牙相似，从中间往旁侧数，分别是：中切牙、侧切牙、尖牙、第一前磨牙、第二前磨牙、第一磨牙、第二磨牙、第三磨牙。

8 让人又爱又恨的 扁桃体

在我们的咽喉里藏着一个英雄，它就是扁桃体。扁桃体其实分为腭扁桃体、咽扁桃体和舌扁桃体3种，它们组成咽淋巴环，共同把守着口、鼻通往咽喉的道路。其中，腭扁桃体最大，我们通常所说的扁桃体指的就是它。

腭扁桃体主要由淋巴组织构成，含有大量的淋巴小结、淋巴细胞、巨噬细胞等。腭舌弓和腭咽弓就像双层的拱门，腭扁桃体就藏在双层拱门中间的扁桃体窝内。平时看不见它，但当有"外敌"入侵，它就会肿大，我们张嘴发出"啊"的声音，并用压舌板把舌根下压时，就能够看到它了。

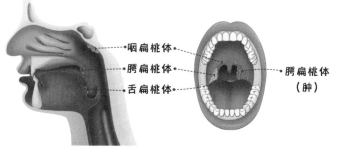

咽扁桃体
腭扁桃体
舌扁桃体
腭扁桃体（肿）

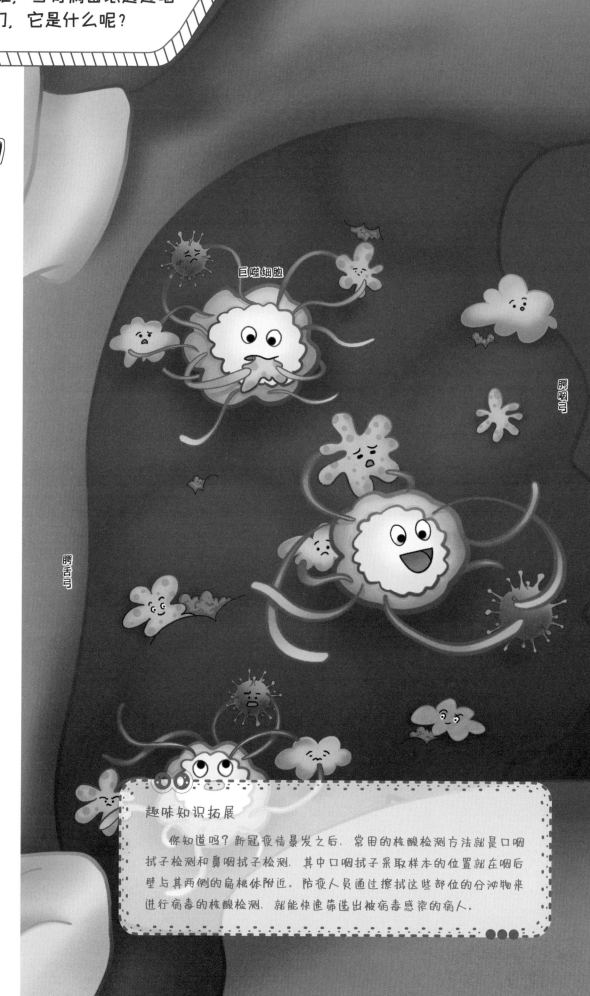

巨噬细胞
腭咽弓
腭舌弓

趣味知识拓展

你知道吗？新冠疫情暴发之后，常用的核酸检测方法就是口咽拭子检测和鼻咽拭子检测，其中口咽拭子采取样本的位置就在咽后壁与其两侧的扁桃体附近。防疫人员通过擦拭这些部位的分泌物来进行病毒的核酸检测，就能快速筛选出被病毒感染的病人。

这个隐藏英雄是怎么抵抗"外敌"的？

当细菌、病毒等致病菌想通过我们的口、鼻进入我们的身体时，扁桃体中的巨噬细胞便会进入战斗状态，除了会直接吞噬致病菌，还会刺激淋巴小结内的B淋巴细胞（一种免疫细胞）产生抗体，进行防御和拦截工作。在这个过程中，扁桃体会发炎，变得肿大，就像是在发出信号，告诉我们身体正在遭遇细菌或病毒的入侵。

既然扁桃体这么尽职尽责地把守着门户，为什么我们要说它让人又爱又恨呢？

这是因为，在青春期之前扁桃体具有特别活跃的免疫功能，是我们身体非常重要的一道防线；而在青春期之后，它的免疫功能逐渐被身体的其他免疫器官所取代，变得不那么重要了。但是在扁桃体的表面，有许多向内凹陷的小隐窝，食物残渣极容易藏进这里，滋生细菌。当我们身体抵抗力变弱时，留在这里的细菌就会发功，导使扁桃体反复发炎、肿大。

也许有人会问：既然它不那么重要了，而且又会导致反复发炎，那是不是在青春期之后就可以把它摘除了呢？答案是"不建议摘除"。因为摘除之后，虽然不会再得扁桃体炎了，但是患上支气管炎和肺炎的概率会大大增加。但是，如果扁桃体已经被细菌或病毒占领，变成了它们的老巢——感染病灶，那就不得不摘除它们了。

隐窝里的食物残留

有细菌入侵，呼叫T细胞。

T细胞出战！

17

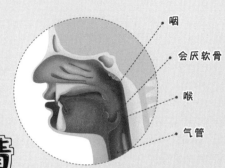
咽
会厌软骨
喉
气管

9 当心，当心，气管、食管要分清

从小家长就告诫我们，吃东西时千万不可以说笑，要是食物在咽喉处不小心走错了路，误入气管中就危险了！

让我们先一起来了解一下咽喉的构造吧，咽喉分为咽和喉，喉的下方连着气管，咽的下方则与食管相续。咽的前壁不完整，与鼻腔、口腔和喉腔相通，因而咽也被分为鼻咽、口咽和喉咽3个部分。咽和喉在喉咽这个部分是相通的。

你一定很奇怪，既然咽和喉在喉咽部分是相通的，那么我们从鼻子吸进去的空气和从嘴巴吃进去的食物是怎么各行其道，找到各自要去的地方的？

这是因为在我们的喉部有一块形状像树叶一样的软骨——会厌软骨，其表面覆盖有黏膜，称为会厌。当我们吃东西的时候，它会盖住喉通往气管的入口，食物就只能乖乖地往食管里走了。而在说笑的时候，为了让气流振动声带产生声音，会厌是打开的，这时候嘴巴里如果有食物，就有可能会跑到气管里，引发剧烈的呛咳、呼吸困难甚至出现窒息的状况。

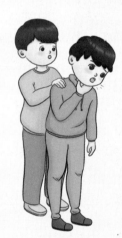

① 站到他的身后，从背后扶住被救者，让他的上身稍微向前倾，然后双臂环抱被救助者的腰腹部。

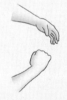

② 右手握拳，放在他肚脐向上两横指的位置，再用左手包住右手拳头。

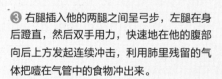

③ 右腿插入他的两腿之间呈弓步，左腿在身后蹬直，然后双手用力，快速地在他的腹部向后上方发起连续冲击，利用肺里残留的气体把噎在气管中的食物冲出来。

万一要是不小心让食物或者其他异物跑进了气管，我们应该怎么做

在医生还没来之前，有一种非常有效的急救办法，它就是"海姆立克急救法"。

这个急救办法是美国的海姆立克医生发明的，利用膈肌挤压我们肺部残存的气体，让气体将走错路的食物冲出气管。

❋ 如果是别人被噎住了，出现呼吸困难的状况，而他的身高和你差不多或者是比你矮一些，但是可以自己站立的1岁以上的宝宝，那在帮他拨打了120之后，你可以尝试用海姆立克急救法帮帮他。

❋ 如果是1岁以下的婴儿被噎住了，请立即向周围的大人求助，把婴儿抱起来，让其脸朝下趴在救护人的膝盖上。一只手捏住婴儿的脸颊两侧保持嘴巴张开，手臂需要贴着孩子的前胸，另一只手在孩子背上拍5次。再将婴儿翻转至面部朝上按压胸部5次，其间需要观察孩子是否将异物吐出。若未吐出可重复以上动作直至救援到达。

❋ 如果是自己噎住了，身边又没有别人，也可以用这个办法自救。把拳头放在自己肚脐向上两横指的地方，用另一只手包住拳头，快速又用力地向内上方压迫自己的腹部；或是找一个固定物体的边缘，比如椅子的背、桌子的边等，利用它们向内向上冲击自己的腹部，使迷路的小东西从气管中冲出来。

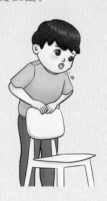

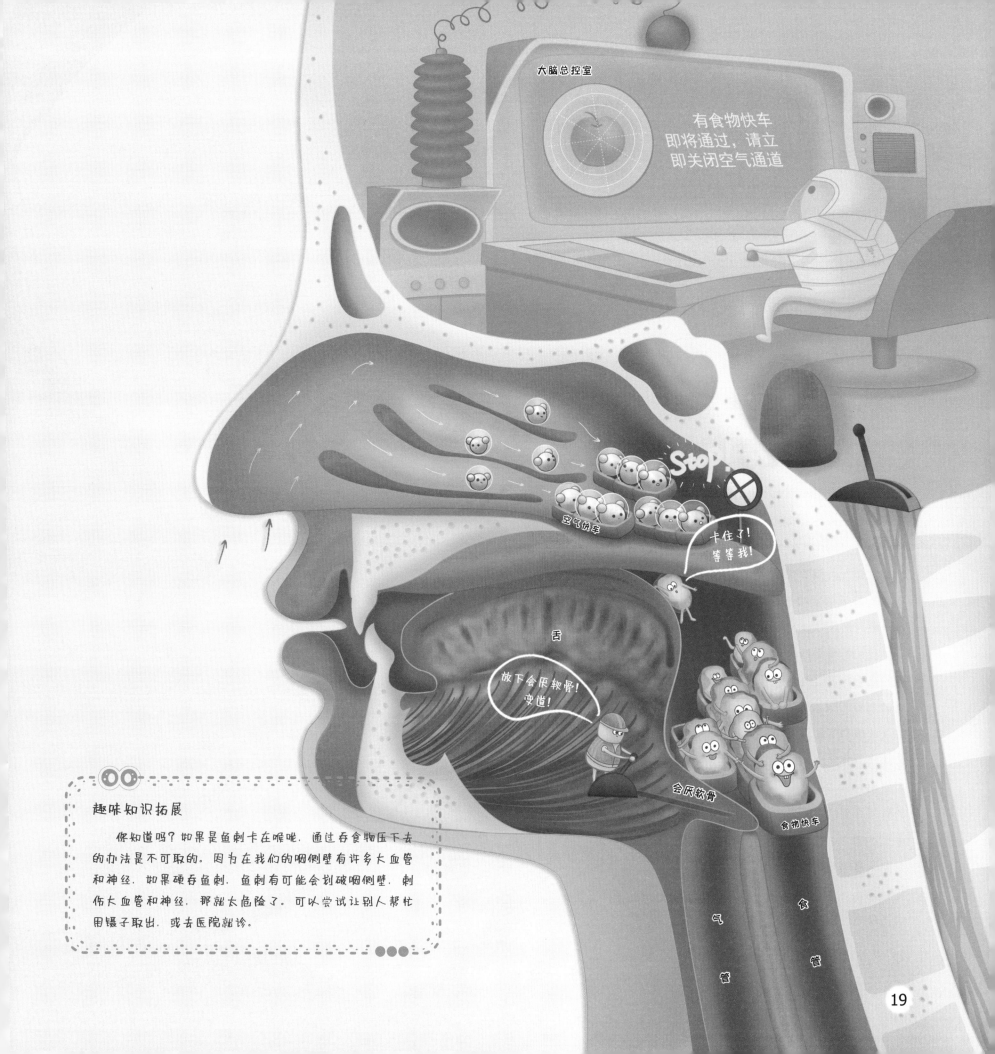

趣味知识拓展

你知道吗？如果是鱼刺卡在喉咙，通过吞食物压下去的办法是不可取的。因为在我们的咽侧壁有许多大血管和神经。如果硬吞鱼刺，鱼刺有可能会划破咽侧壁，刺伤大血管和神经，那就太危险了。可以尝试让别人帮忙用镊子取出，或去医院就诊。

我们吃下去的东西都到哪里去了？
为什么饿的时候肚子会"咕噜咕噜"叫呢？

10 咕噜咕噜，肚子里的小怪兽

"咕噜咕噜……"当你饿的时候，总会听到肚子里传来这样奇怪的声音，难道是你的肚子里藏着一只小怪兽吗？当然不是，那是你的胃在告诉你："我已经空啦，胃里什么也没有啦！"

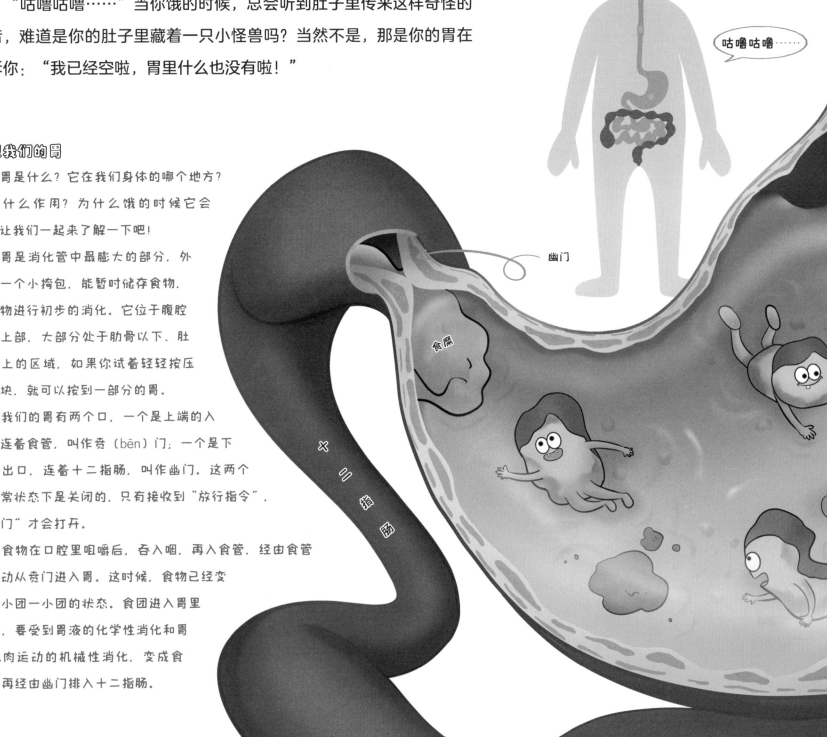

咕噜咕噜……

食管

幽门

食糜

十二指肠

认识我们的胃

胃是什么？它在我们身体的哪个地方？它有什么作用？为什么饿的时候它会叫？让我们一起来了解一下吧！

胃是消化管中最膨大的部分，外形像一个小挎包，能暂时储存食物，对食物进行初步的消化。它位于腹腔的左上部，大部分处于肋骨以下、肚脐以上的区域，如果你试着轻轻按压这一块，就可以按到一部分的胃。

我们的胃有两个口，一个是上端的入口，连着食管，叫作贲（bēn）门；一个是下端的出口，连着十二指肠，叫作幽门。这两个口正常状态下是关闭的，只有接收到"放行指令"，"阀门"才会打开。

食物在口腔里咀嚼后，吞入咽，再入食管，经由食管的蠕动从贲门进入胃。这时候，食物已经变成一小团一小团的状态。食团进入胃里之后，要受到胃液的化学性消化和胃壁肌肉运动的机械性消化，变成食糜，再经由幽门排入十二指肠。

20

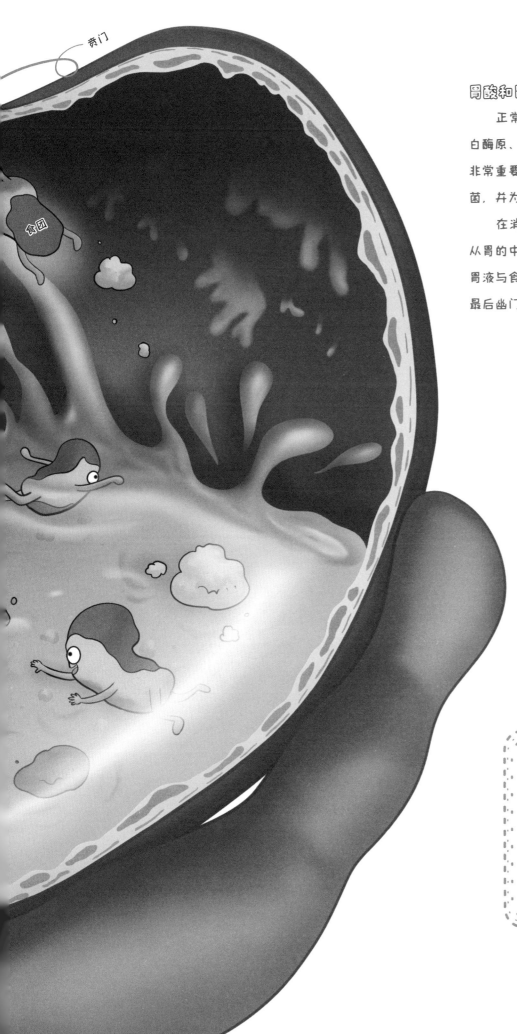

贲门

食团

胃酸和胃蠕动是怎么回事？

正常人一天可以分泌 1.5~2.5 升的胃液，胃液由水、胃酸、胃蛋白酶原、黏液和内因子等构成。其中的胃酸在消化食物的过程中起着非常重要的作用，它能够溶解、消化食物，杀灭随食物进入胃里的细菌，并为酶提供工作需要的酸性环境。

在消化食物的过程中，胃的蠕动也起到了很大的推动作用。蠕动从胃的中部向幽门方向推进，一波接着一波，在这个过程中不仅能使胃液与食物充分混合，还能磨碎、搅拌食物，使它变成面糊状的食糜。最后幽门括约肌打开，食糜排入十二指肠。

揭晓 "咕噜咕噜……" 的秘密

我们在吃东西的时候也会吞入一些空气，当胃里有食物时，空气会随着胃内压力的增加，从胃食管括约肌逸出，我们就会打出一个饱嗝；如果胃里的食糜已经全部排空，胃液和空气在胃蠕动的搅拌下就会发出 "咕噜咕噜……" 的响声。

趣味知识拓展

你知道吗？胃酸非常强大，它甚至可以溶解刀片，但是为什么它不会溶解我们的胃呢？这是因为，在我们的胃黏膜表面覆盖着一层特殊的黏液，它会中和胃酸，减弱胃蛋白酶的活性，防止它们消化胃黏膜。如果大量刺激性的物质（如酒精或一些刺激性药物等）进入胃里，破坏了这一层黏液屏障，胃液就会开始腐蚀我们的胃，严重时会导致胃溃疡的发生。

你知道我们身体里最长的器官是什么吗？
你想知道它是怎样工作的吗？

胰腺

十二指肠大乳头，
胰液和胆汁从这里进入十二指肠

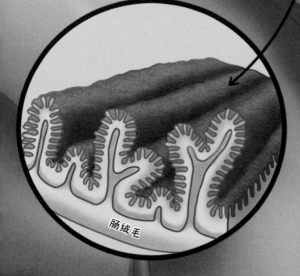
肠绒毛

Ⅱ 铺着地毯的长管道

告诉你一件不可思议的事情，虽然我们大部分人的身高都不足两米，但在我们的身体里却有一种长达六七米的器官，它就是小肠。它盘曲在每一个人的肚子里，接收从胃里排出来的食糜，是消化系统的重要组成部分。接下来，让我们好好认识一下它吧。

认识小肠

小肠分为十二指肠、空肠和回肠3个部分，它是食糜消化和吸收的主要场所。小肠就像一条铺着毛绒地毯的长管道。"管道"内壁有许多皱襞（bì）。皱襞上有大量肠绒毛。肠绒毛表面的柱状上皮细胞顶端还有许多微绒毛。通过这3级结构，小肠的吸收面积扩大了约600倍。如果把这些结构都铺展开来，有将近200平方米。

食物在胃里被初步消化成糊状的食糜后，等幽门括约肌一打开，食糜就被排入小肠的起始段——十二指肠中。这里有胆总管和胰管的共同开口——十二指肠大乳头，会有胰液和胆汁从这里进入十二指肠。

胰液中含有各种消化酶，而胆汁则能将脂肪分解成微小的颗粒，方便脂肪酶发挥作用。它们进入十二指肠后，和小肠分泌的小肠液混合到一起，通过小肠特有的分节运动与食糜充分混合，使食糜进一步消化。在食糜运动向前的过程中，小肠上的绒毛将消化后的小分子吸收入血液中，为人体提供营养，无法吸收利用的食物残渣则被排入大肠。

在小肠的回肠末端与大肠的盲肠交界处，有一道"阀门"，它就是回盲括约肌。这处括约肌是为了防止小肠内容物过快进入大肠，同时也可以阻止大肠内容物向回肠倒流。

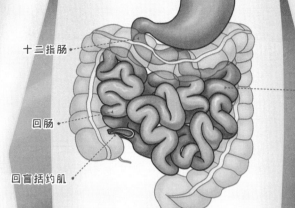

十二指肠

空肠

回肠

回盲括约肌

分节运动是指肠壁的环行肌通过有节律的收缩和舒张，不断地将食糜分割成许多节段，又重新混合的一种运动形式。

趣味知识拓展

你知道吗？有一种叫蛔虫的寄生虫，特别喜欢我们的小肠。如果我们不注意饮食和个人卫生，就有可能把蛔虫卵吃进肚子里。蛔虫一旦寄生到小肠里，就会像个恶霸一样，将小肠要吸收的营养抢夺大半，导致身体出现营养不良。而且蛔虫还会到处乱钻，使我们的肚子疼痛不止。

12 食物在人体之旅的终点站

"嘟、嘟、嘟……"食物在人体的最后一站到了。这里是大肠，它比小肠要粗，但比小肠短，全长大约 1.5 米，围绕在小肠的周围。

大肠的内壁没有小肠那样的绒毛，因为食物到了这里，就只剩下水混合着没有被人体吸收的食物残渣了，所以这里没有重要的消化活动，它主要的功能是吸收水分和暂时储存食物残渣，形成粪便排出体外。

我们先来看看大肠的组成部分吧

大肠的起始部分是盲肠，小肠通过回盲瓣开口于盲肠，回盲瓣下方约 2 厘米处是阑尾的开口，如果食物残渣通过阑尾入口误入阑尾，就可能引起阑尾炎。所以，现在你知道了吧，阑尾并不等同于盲肠，它是盲肠上一小节像蚯蚓一样的管道。

食物残渣经过盲肠到达**升结肠**、**横结肠**、**降结肠**和**乙状结肠**（这 4 部分合称结肠，它们的名字也是它们围绕着小肠的位置走向），在这个过程中水分被吸收，粪便成形。当粪便被大肠蠕动着推进直肠，刺激直肠壁感受器产生冲动，冲动沿着神经传到大脑，人们就会产生便意。如果条件允许，肛管上的内外括约肌舒张，再加上腹内压力的增加，粪便就会被排出体外，到达它的目的地——马桶；如果这时你在上课或开会，不能马上去上厕所，大脑皮层会发出抑制指令，使肛门括约肌的紧张性加强，排便活动就会被抑制。如果大脑经常这样做，就会使直肠壁感受器的敏感性降低，也会使粪便在大肠内停留时间延长，水分被吸收过多而变得干硬，导致便秘。所以，尽量不要抑制便意。

你知道为什么粪便闻起来是臭臭的吗？

这是因为大肠中有很多很多的细菌，当食物残渣进入大肠后，细菌就会对食物残渣进行腐败分解，分解后会产生一些化学物质，如乳酸、沼气、氨、硫化氢等，其中的一些物质有臭味，所以粪便才会闻起来臭臭的。

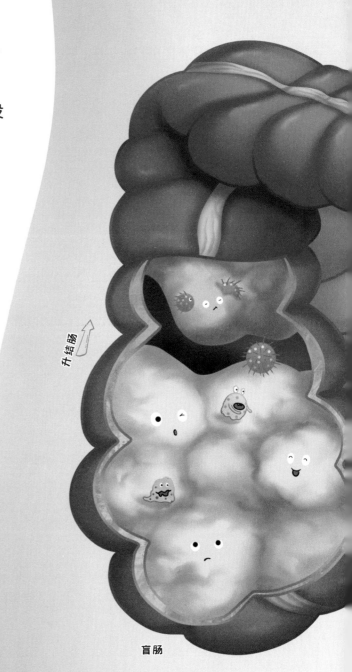

升结肠

盲肠

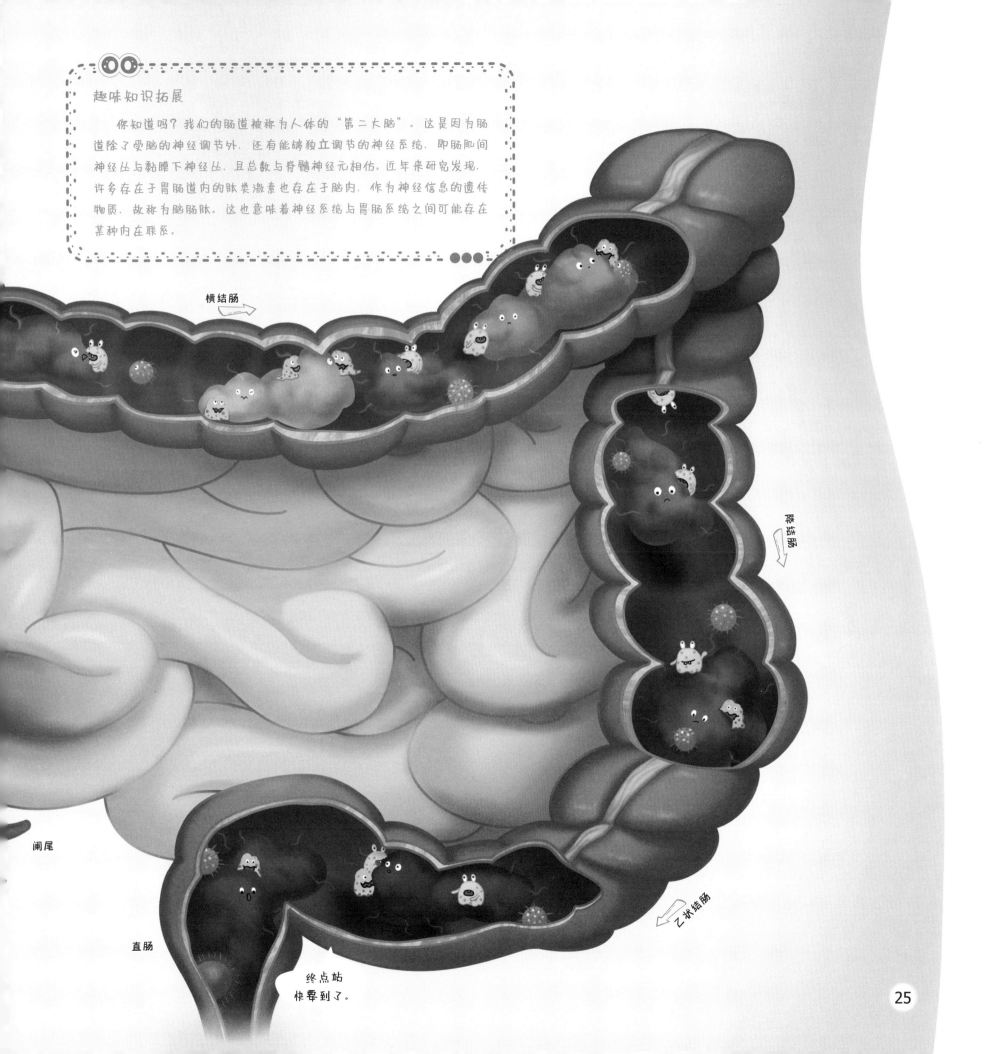

趣味知识拓展

你知道吗？我们的肠道被称为人体的"第二大脑"。这是因为肠道除了受脑的神经调节外，还有能够独立调节的神经系统，即肠肌间神经丛与黏膜下神经丛，且总数与脊髓神经元相仿。近年来研究发现，许多存在于胃肠道内的肽类激素也存在于脑内，作为神经信息的遗传物质，故称为脑肠肽。这也意味着神经系统与胃肠系统之间可能存在某种内在联系。

横结肠

降结肠

阑尾

乙状结肠

直肠

终点站
快要到了。

你知道人体最大的消化腺是什么吗？
它在我们身体的哪个部位呢？

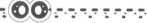

肝

胆

放大

13 肝胆相照的好朋友

每个人都希望拥有一个好朋友，能一起玩耍、一起学习，互相扶持、共同进步。你知道吗？在我们的身体中就有这么一对"好朋友"，它们是肝脏和胆囊。这对"好朋友"总是相互依存、分工合作，共同参与着食物的消化工作。

如果肝脏和胆囊其中一个出了问题，另一个也会受到牵连，它们是真正的命运共同体。

肝胆在身体中的位置

肝脏是人体最大的消化腺，它大概位于右乳头以下，右肋弓以上的区域，被肋骨保护着。肝脏紧挨着腹腔内脏器的一面有一个胆囊窝，胆囊就附着在这里。

肝脏就像一个大哥哥，本领大、功能多，连胆汁都是由肝细胞生成的。当身体不在消化期时，肝细胞生成的胆汁会流入胆囊，储存起来，并被浓缩，等到消化期时，再由胆囊排至十二指肠参与消化活动。

肝脏除了参与**消化**外，还具有**代谢**、**解毒**、**防御**、**储存**和**造血**等功能。

它是怎么实现这些功能的呢？这就要从肝的基本结构肝小叶说起。

肝小叶

成人的肝有 50 万～100 万个肝小叶，肝小叶的外形为不规则的多面棱柱体。每个肝小叶都是由中央静脉、肝板、肝血窦、窦周隙和胆小管共同组成的。

肝细胞单行排列而成的板状结构就是肝板，肝板以中央静脉为中心，向四周呈放射状排列。

相邻肝板间的不规则腔隙就是肝血窦。

肝血窦的内皮细胞与肝细胞之间的狭小间隙就是窦周隙。

相邻肝细胞之间，由细胞质膜局部凹陷形成的微细管道就是胆小管。

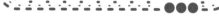

趣味知识拓展

你知道吗？肝细胞拥有非常强大的再生能力，即使一部分被切除，它还可以重新长出这一部分，就像海星重新长出触手一样。

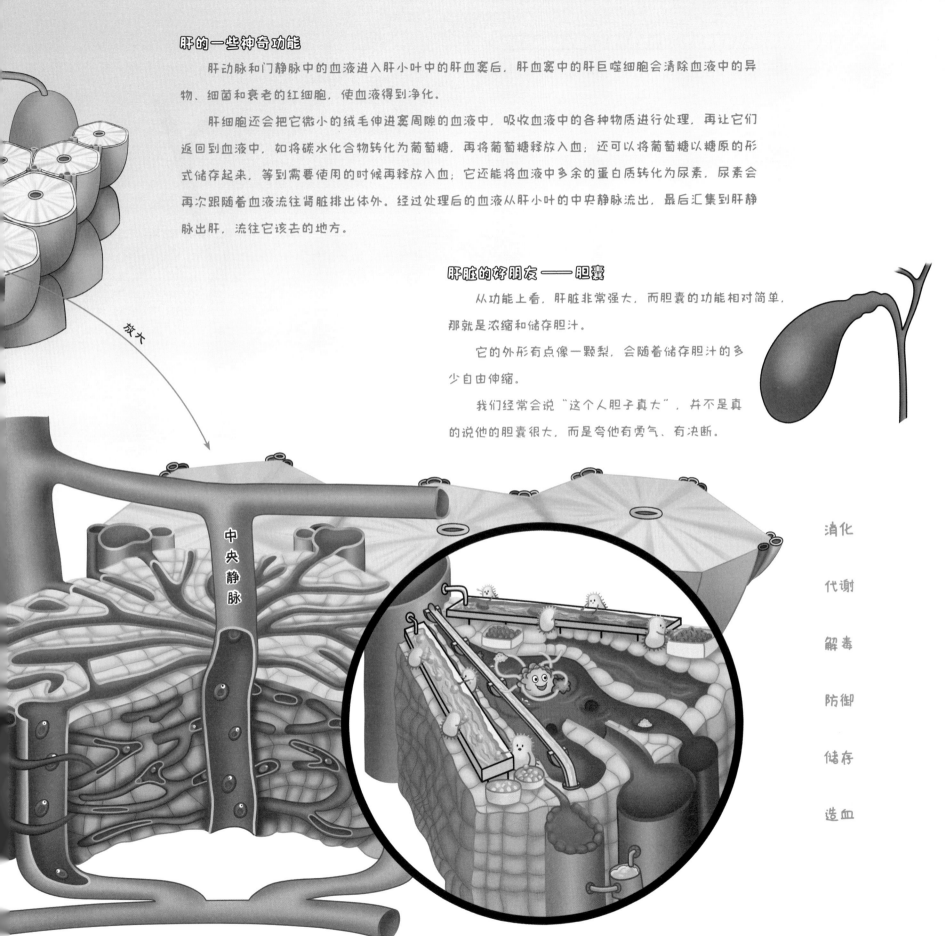

肝的一些神奇功能

肝动脉和门静脉中的血液进入肝小叶中的肝血窦后，肝血窦中的肝巨噬细胞会清除血液中的异物、细菌和衰老的红细胞，使血液得到净化。

肝细胞还会把它微小的绒毛伸进窦周隙的血液中，吸收血液中的各种物质进行处理，再让它们返回到血液中，如将碳水化合物转化为葡萄糖，再将葡萄糖释放入血；还可以将葡萄糖以糖原的形式储存起来，等到需要使用的时候再释放入血；它还能将血液中多余的蛋白质转化为尿素，尿素会再次跟随着血液流往肾脏排出体外。经过处理后的血液从肝小叶的中央静脉流出，最后汇集到肝静脉出肝，流往它该去的地方。

肝脏的好朋友——胆囊

从功能上看，肝脏非常强大，而胆囊的功能相对简单，那就是浓缩和储存胆汁。

它的外形有点像一颗梨，会随着储存胆汁的多少自由伸缩。

我们经常会说"这个人胆子真大"，并不是真的说他的胆囊很大，而是夸他有勇气、有决断。

放大

中央静脉

消化

代谢

解毒

防御

储存

造血

27

有一个奇特的脏器，它是人体唯一一个既是外分泌腺又是内分泌腺的腺体，你知道它是什么吗？

14 默默无言的双枪英雄

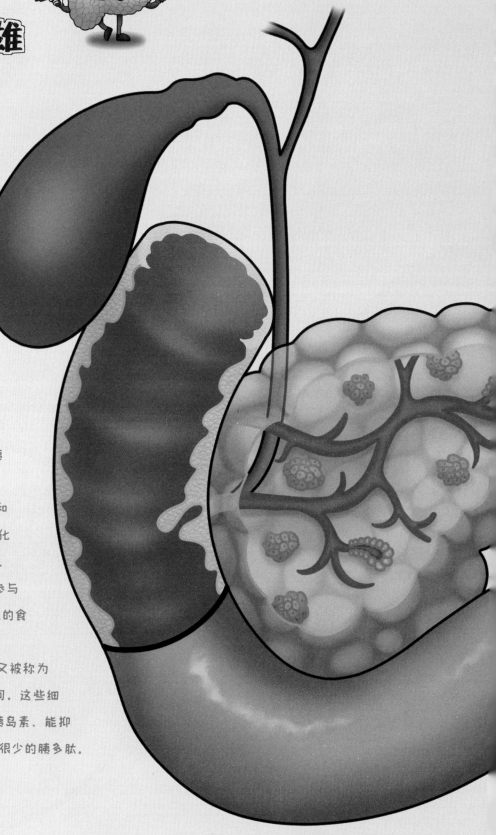

在我们身体中隐藏着很多英雄，今天要介绍的这一位有点特别，它同时拥有内外两个分泌部，就像一个双枪战士。它就是常常被人忽略的胰脏。

胰脏在哪里

就像那些不喜欢抛头露面的英雄一样，胰脏在身体里的位置也藏得比较深，它位于胃的后方，在第1、2腰椎水平横贴于腹后壁。它的形状看起来有点像伸长的舌头。膨大的胰头被十二指肠环抱着，而左端较细的胰尾伸向脾门。

胰脏的结构

我们前面所说的内、外分泌部，指的是胰脏的微细结构，也就是胰脏在光学显微镜下的结构。

先来说说胰脏的第一把枪——外分泌部吧。外分泌部主要由腺泡和导管构成，会分泌胰液。胰液里含有许多种消化酶，包括能消化碳水化合物的胰淀粉酶，能消化脂肪的胰脂肪酶，不具有活性的胰蛋白酶原，等等。胰液通过导管汇入胰管，再由十二指肠大乳头排入十二指肠，参与小肠内食糜的消化。也可以这么说，这把枪主要是用来对付人们吃进来的食物，把它们"击碎"，分解成能被人体吸收的营养物质。

内分泌部是胰脏的第二把枪，虽然小巧，但功能强大。内分泌部又被称为胰岛，因为它们是大小不等的细胞团，就像一座座小岛散落在腺泡之间。这些细胞团主要分泌4种激素：升高血糖的胰高血糖素、唯一能降低血糖的胰岛素、能抑制前面两种激素分泌的生长抑素(它也能抑制生长激素的释放)以及数量很少的胰多肽。也可以这么说，这第二把枪主要是用来稳定身体中的血糖水平。

胰脏靠着这两把枪默默守护着我们的身体健康，假如这两个分泌部中的任何一个出了问题，胰脏的功能都会受到影响。

如果是外分泌部出了问题，比如胰管堵塞、胰液分泌过多，大量胰液滞留在胰腺中，溶解消化胰腺组织自身，从而引发胰腺炎。这就好比枪管被堵住了，可扳机已扣下，所以"轰"的一声，打不出去的子弹（胰液）就伤到了自己，导致胰腺炎的发生。

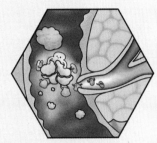 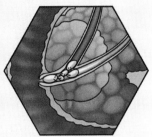

▲ 外分泌部
正常工作时

▲ 外分泌部
出了问题时

如果是内分泌部出问题，比如胰岛细胞被破坏、胰岛素分泌不足，会使外周组织对葡萄糖的摄取和利用减少，糖原的合成减少，导致血液中的血糖浓度升高；内分泌部出问题还会使脂肪的分解增加，储存减少，导致血脂升高、身体消瘦。

断粮了，
该我们上了！

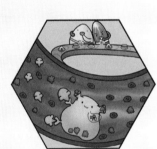 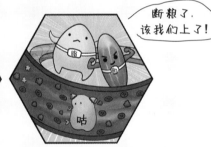

▲ 内分泌部
正常工作时

▲ 内分泌部
出了问题时

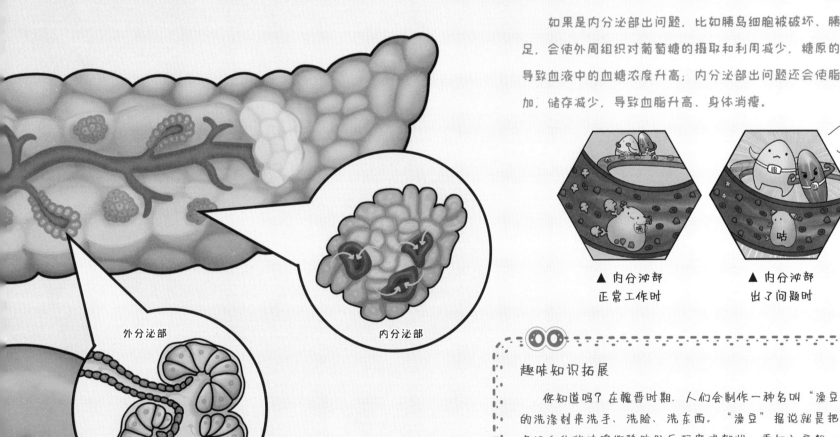

外分泌部

内分泌部

趣味知识拓展

你知道吗？在魏晋时期，人们会制作一种名叫"澡豆"的洗涤剂来洗手、洗脸、洗东西。"澡豆"据说就是把洗净污血的猪胰腺撕除脂肪后研磨成糊状，再加入豆粉、香料等，均匀地混合，然后经过自然干燥而成。后来，人们又在澡豆制作工艺的基础上加以改进，用猪胰腺制作出和现代肥皂成分十分相似的"胰子"。

15 身体里的滤水厂

我们的身体就像一个大城市，每个器官都尽职尽责地完成着
自己的工作，在这座忙碌而有序的城市里，有一个非常重要
的滤水厂——肾脏。现在，穿上你的小雨靴，跟我一起到
这座"滤水厂"里参观参观吧。

身体的"滤水厂"

我们的身体拥有两颗肾脏，左右各有一颗，形状有点像蚕豆。
它们位于腹膜的后方，脊柱两侧，肋骨下方。

在每个肾脏中有 100 万 ~150 万个肾单位，这些肾单位由肾
小球和肾小管组成，它们是肾脏的过滤机构。当血液流经肾脏时，
会被过滤掉多余的水分和代谢产物，并最终形成尿液。

尿液形成的过程

❶ 血液经过入球微动脉进入肾小球的血管球中，这些血管球
的血管壁有 3 层结构：有孔毛细血管内皮、基膜以及足细胞之间
的裂孔膜，它们构成了肾小球的滤过膜。

❷ 经过滤过膜的过滤，大分子的蛋白质和血细胞留了下来，
再经过出球微动脉，回到全身的血液大部队中；小分子的葡萄糖、
水、尿素、电解质等则被放走，到肾小囊腔中形成原尿。

❸ 原尿从肾小囊腔再汇入肾小管，因为肾小管拥有重吸收功能，
原尿里几乎所有的营养物质和大部分的水在肾小管中都被重新吸收入血。

❹ 从肾小管下来后，这些原尿接下来到达的是集合管。在这里，水和交
换离子进一步重吸收，只留下代谢产物（如肌酐、尿素等）以及多余的水分。走到
这里的原尿也就浓缩成了终尿。我们的两颗肾每 24 小时就可形成约 180 升的原尿，但最后排出体外的终尿只有 1~2 升，这全是因为肾小管和集合
管重吸收的功劳。

❺ 终尿从集合管汇合到乳头管，在经过肾小盏、肾大盏汇入肾盂，肾盂向下逐渐变细连接着输尿管，最后尿液经过输尿管到达膀胱，等待排
出体外。

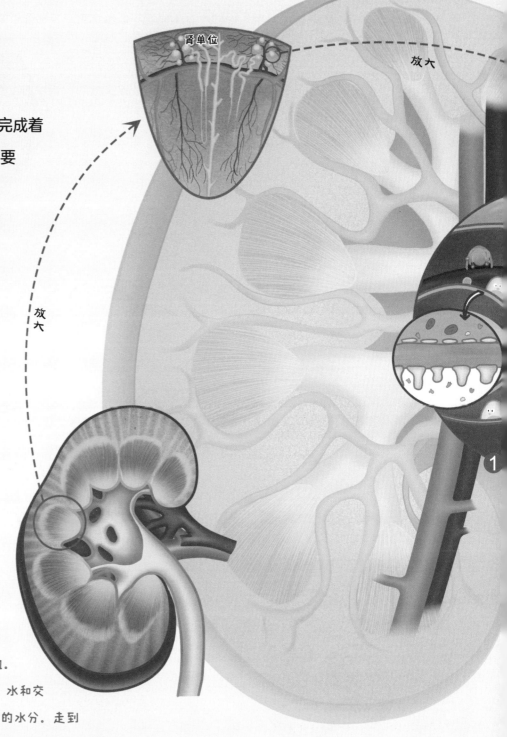

肾单位

放大

放大

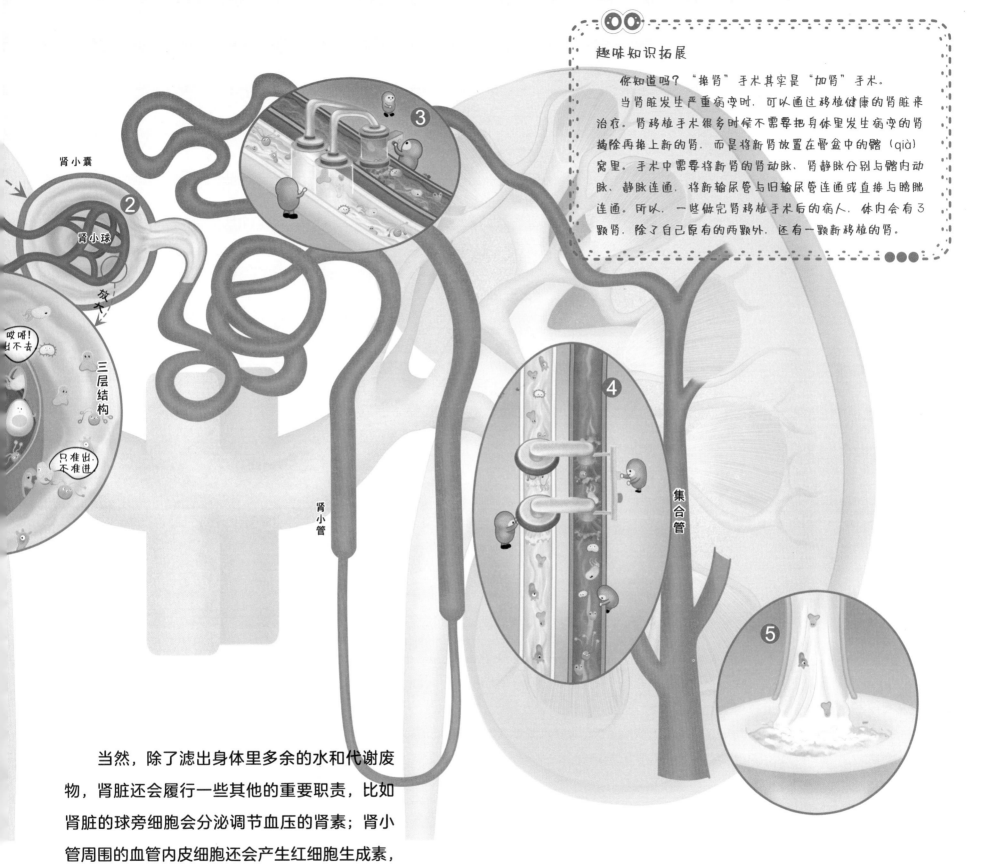

肾小囊

肾小球

放大

三层结构

哎呀！出不去

只准出，不准进

肾小管

集合管

趣味知识拓展

你知道吗？"换肾"手术其实是"加肾"手术。

当肾脏发生严重病变时，可以通过移植健康的肾脏来治疗。肾移植手术很多时候不需要把身体里发生病变的肾摘除再换上新的肾，而是将新肾放置在骨盆中的髂（qià）窝里。手术中需要将新肾的肾动脉、肾静脉分别与髂内动脉、静脉连通，将新输尿管与旧输尿管连通或直接与膀胱连通。所以，一些做完肾移植手术后的病人，体内会有3颗肾，除了自己原有的两颗外，还有一颗新移植的肾。

当然，除了滤出身体里多余的水和代谢废物，肾脏还会履行一些其他的重要职责，比如肾脏的球旁细胞会分泌调节血压的肾素；肾小管周围的血管内皮细胞还会产生红细胞生成素，刺激骨髓生成红细胞；等等。肾脏如此重要，我们要保护好它。

你知道肾脏产生的尿液都到哪里去了吗？
如果一直憋尿，膀胱会被憋炸吗？

16 憋不住啦，憋不住啦

如果你玩得正起劲时，突然想小便了，你会马上去厕所吗？如果这时的你舍不得放下玩具，等一下会不会尿裤子呢？

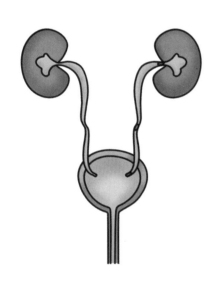

肾脏产生的尿液会汇入肾盂，肾盂是漏斗状的扁囊，向下移行为输尿管。输尿管是连接肾脏与膀胱的管道，左右肾各有一条。成人的输尿管长20~30厘米，全程有3处狭窄的地方，为起始处（肾盂移行为输尿管处）、入盆处（输尿管跨过髂血管处）和壁内部（输尿管斜穿膀胱壁处）。如果肾脏里产生有结石，随尿液进入输尿管，就容易卡在这些狭窄的部位，引起剧烈的疼痛。

忍不了的膀胱

肾脏每时每刻都在过滤、产生尿液，但我们并不是每时每刻都需要去上厕所，这是因为我们的身体里有一个可以储存尿液的器官——膀胱。膀胱位于盆腔内，在我们肚脐下方约10厘米的位置。成人的膀胱容量一般为350~500毫升，最大容量为800毫升，而新生儿只有35~50毫升。

现在，你知道为什么刚出生的宝宝需要不停地换尿布了吧？他们的膀胱容量太小了，而且他们也还不懂得如何控制膀胱，一有尿就尿裤子啦。

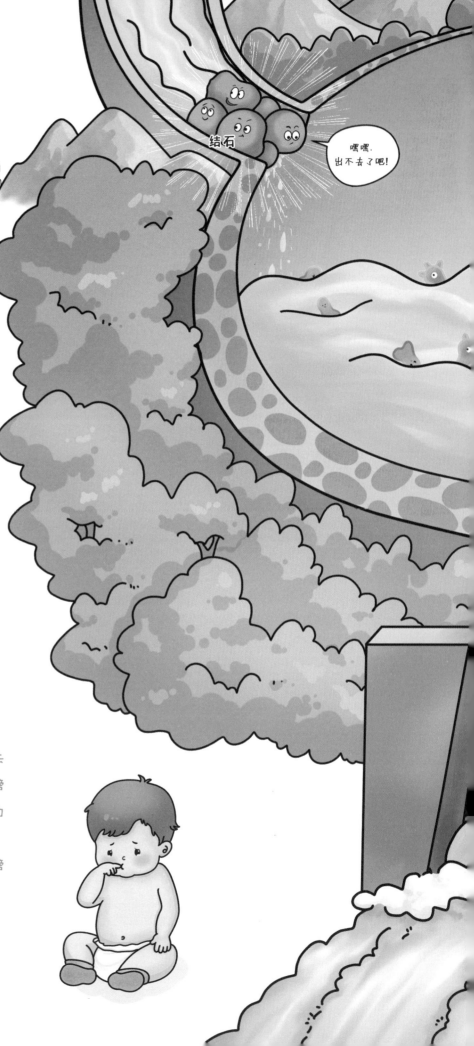

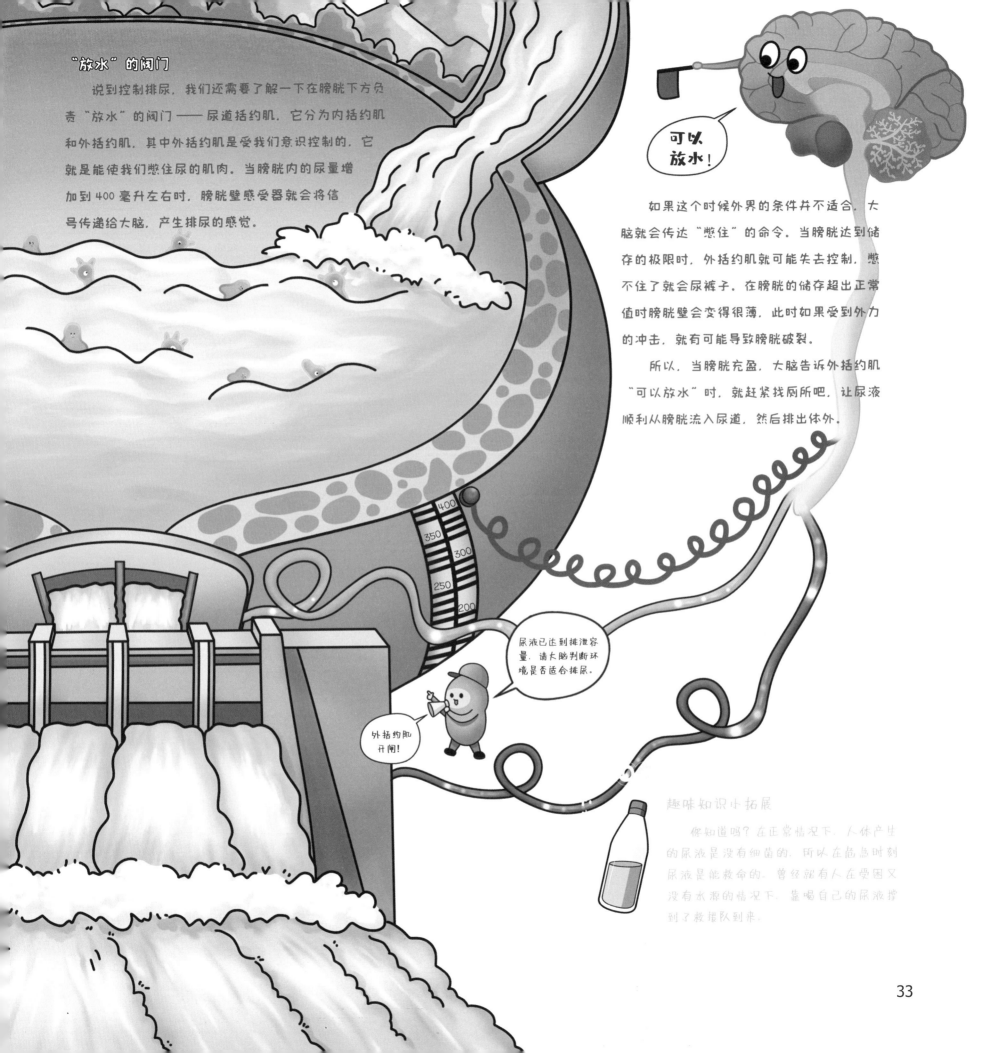

"放水"的阀门

说到控制排尿，我们还需要了解一下在膀胱下方负责"放水"的阀门——尿道括约肌，它分为内括约肌和外括约肌。其中外括约肌是受我们意识控制的，它就是能使我们憋住尿的肌肉。当膀胱内的尿量增加到 400 毫升左右时，膀胱壁感受器就会将信号传递给大脑，产生排尿的感觉。

如果这个时候外界的条件并不适合，大脑就会传达"憋住"的命令。当膀胱达到储存的极限时，外括约肌就可能失去控制，憋不住了就会尿裤子。在膀胱的储存超出正常值时膀胱壁会变得很薄，此时如果受到外力的冲击，就有可能导致膀胱破裂。

所以，当膀胱充盈，大脑告诉外括约肌"可以放水"时，就赶紧找厕所吧，让尿液顺利从膀胱流入尿道，然后排出体外。

可以放水！

尿液已达到排泄容量，请大脑判断环境是否适合排尿。

外括约肌开闸！

趣味知识小拓展

你知道吗？在正常情况下，人体产生的尿液是没有细菌的。所以在危急时刻尿液是能救命的。曾经就有人在受困又没有水源的情况下，靠喝自己的尿液撑到了救援队到来。

33

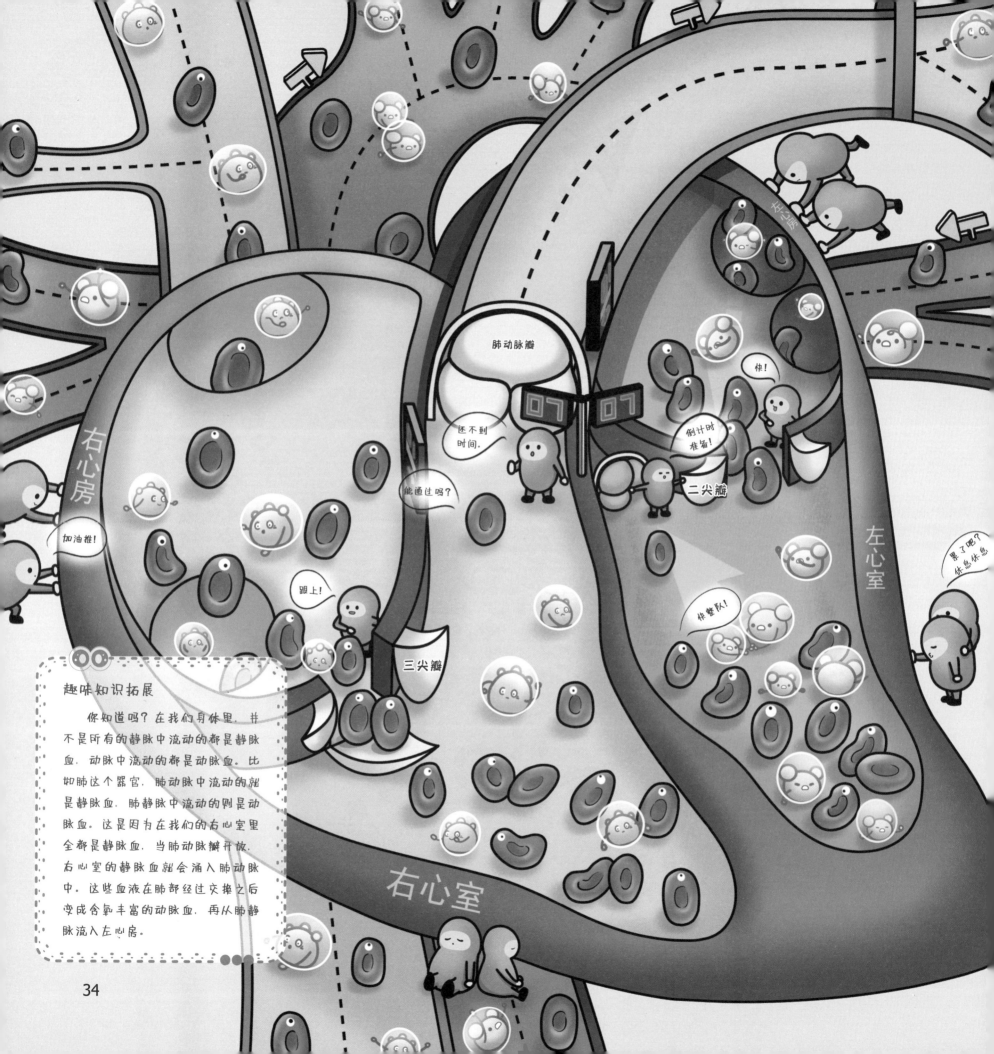

趣味知识拓展

你知道吗？在我们身体里，并不是所有的静脉中流动的都是静脉血，动脉中流动的都是动脉血。比如肺这个器官，肺动脉中流动的就是静脉血，肺静脉中流动的则是动脉血。这是因为在我们的右心室里全都是静脉血。当肺动脉瓣开放，右心室的静脉血就会涌入肺动脉中。这些血液在肺部经过交换之后变成含氧丰富的动脉血，再从肺静脉流入左心房。

17 每个人都拥有的两房两室

咚嗒、咚嗒……这声音来自你胸口努力工作的心脏，是你的身体在歌唱。全身每一处的器官都需要依赖从心脏搏出的血液维持运转，但你的心脏只有你的拳头那么大，它是怎样完成这么重要的工作的呢？

心脏的构造

心脏位于两肺之间，胸腔偏左的位置，有一部分被左肺遮盖着。它的内部就像一座大房子，中间砌了一堵墙，把房子分成了左、右两半，左边房子里流动的都是动脉血，右边房子里流动的都是静脉血，左右两边的房子是互不相通的。每半边的房子又分为楼上的心房和楼下的心室，所以别看心脏很小，它里面可是有两房两室呢。

各自的心房和心室之间是相通的，在房室口处有瓣膜附着，瓣膜可以像门一样开关，它能使心房的血流入心室，还可以防止心室的血液逆流回心房。

左房室口的瓣膜是 2 个三角形的帆状瓣膜，称为二尖瓣；右房室口的瓣膜是 3 个三角形的帆状瓣膜，称为三尖瓣。心室也有通往外面的"小门"，右心室连着肺动脉，它向外的门称为肺动脉瓣；左心室连着主动脉，它向外的门叫主动脉瓣。我们听到的"咚嗒、咚嗒"心跳声，其实是这些瓣膜关闭的声音。"咚"是二尖瓣和三尖瓣关闭的声音，而"嗒"是主动脉瓣和肺动脉瓣关闭的声音。

听一听我们的心跳

心脏内部有一套特殊的心肌纤维，它们具有自律性，在没有受到外来刺激时也会自动发生节律性兴奋。兴奋首先从心脏的窦房结产生，通过传导到达心室肌，完成一个心动周期。

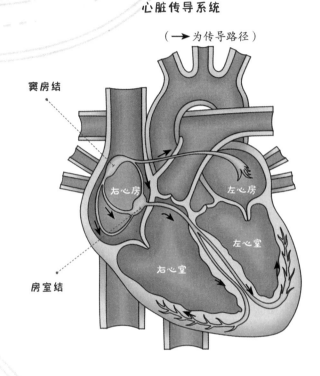

心脏传导系统

（→为传导路径）

窦房结

右心房

左心房

房室结

右心室

左心室

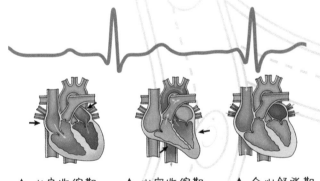

▲ 心房收缩期　▲ 心室收缩期　▲ 全心舒张期

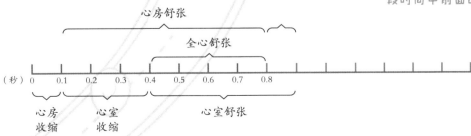

心房舒张

全心舒张

（秒）0　0.1　0.2　0.3　0.4　0.5　0.6　0.7　0.8

心房收缩　心室收缩　心室舒张

我们以安静状态下一分钟 75 次的心跳频率为例，来看一看在一个心动周期（0.8 秒）内，心房和心室是怎样工作的。

当窦房结发出兴奋，首先开始收缩的是左右两边的心房，血流借着这股冲动推开房室间的门流向心室，这个过程只有 0.1 秒，剩下的 0.7 秒中，心房都处于休息的舒张期。在心房关上门休息（进入舒张期）的同时，心室进入收缩期，心室的收缩期持续约 0.3 秒，血液冲开心室与动脉之间的门，流向动脉，0.3 秒之后门关上，心室也进入休息的舒张期，心室的休息时间有 0.5 秒，在这段时间中前面的 0.4 秒心房也在休息，被称为全心舒张期。接下来的 0.1 秒只有心室是休息期，正好也是下一个心动周期中心房收缩的时间，心脏就是这么有序、合理、不知疲倦地工作着。

休息是为了更好地工作，就连心脏这么忙碌的器官都懂得要工作 0.4 秒，休息 0.4 秒，我们更要学会合理安排我们的时间，让自己劳逸结合。

假如以成年人的平均心率（每分钟心跳次数）75 次来计算，那么一个心动周期平均为 0.8 秒。

心脏射出的血液是怎样到达全身的呢？
为什么体表的有些血管会"跳动"而有些不会呢？

18 日夜不停的"河流"——大、小循环

在人体这座大城市中，有许多的河流——血管，它们负责滋养流经的每一个器官，再带走器官产生的废弃物。心脏虽是"河流"的源头，但血液中的氧气其实是从肺部交换进来的，血液在人体内循环流动的过程，称之为血液循环。接下来，让我们一起来看看这些"河流"是怎样流动的吧。

小循环

首先，我们来看一下血液在心脏与肺之间的循环，也被称为"小循环"。小循环将新鲜的氧气带往心脏，再将废弃的二氧化碳从心脏带走。过程如下：

❶ 右心房收集由上、下腔静脉回流的静脉血流往右心室。

❷ 右心室收缩时将这些带着二氧化碳的静脉血射往肺动脉。

❸ 血液入肺之后，肺动脉随着支气管反复分支，最后形成毛细血管网包绕在肺泡周围。红细胞在肺泡和肺毛细血管之间进行气体交换，交换后带着含氧气的红细胞穿过毛细血管床回到肺部的小静脉。

❹ 小静脉汇集成肺静脉，富含氧气的血液通过肺静脉回到心脏的左心房。

这就是心肺之间小循环的路径。

大循环

接下来，是血液从心脏输出，经主动脉及其各级分支到达全身各部毛细血管的过程，它被称为"体循环"或"大循环"。过程如下：

❶ 左心房的血液在瓣膜开放时流入左心室，左心室收缩时将血液射往主动脉。

❷ 主动脉从心脏出发，分支为各大动脉，大动脉继续分支为小动脉，最后分化为无数的毛细血管，为身体的每个角落送去氧气和营养物质。

❸ 因为我们身体里的动静脉绝大部分是相伴而行的，所以积聚在身体各个角落的代谢产物也会进入毛细血管网的静脉端，从微静脉开始往心脏的方向回流。

❹ 微静脉渐渐汇成小静脉，再汇成静脉，根据位置的不同汇成上腔静脉（收集头、颈、上肢和胸部除心肺以外的上半身的静脉血）和下腔静脉（收集腹部、盆部及下肢的静脉血），最后上、下腔静脉的血液回流入右心房，又从右心房开始新一轮的小循环。

大、小循环有条不紊地进行着，生命的河流就能日夜不停，在身体的每个角落来回流动。

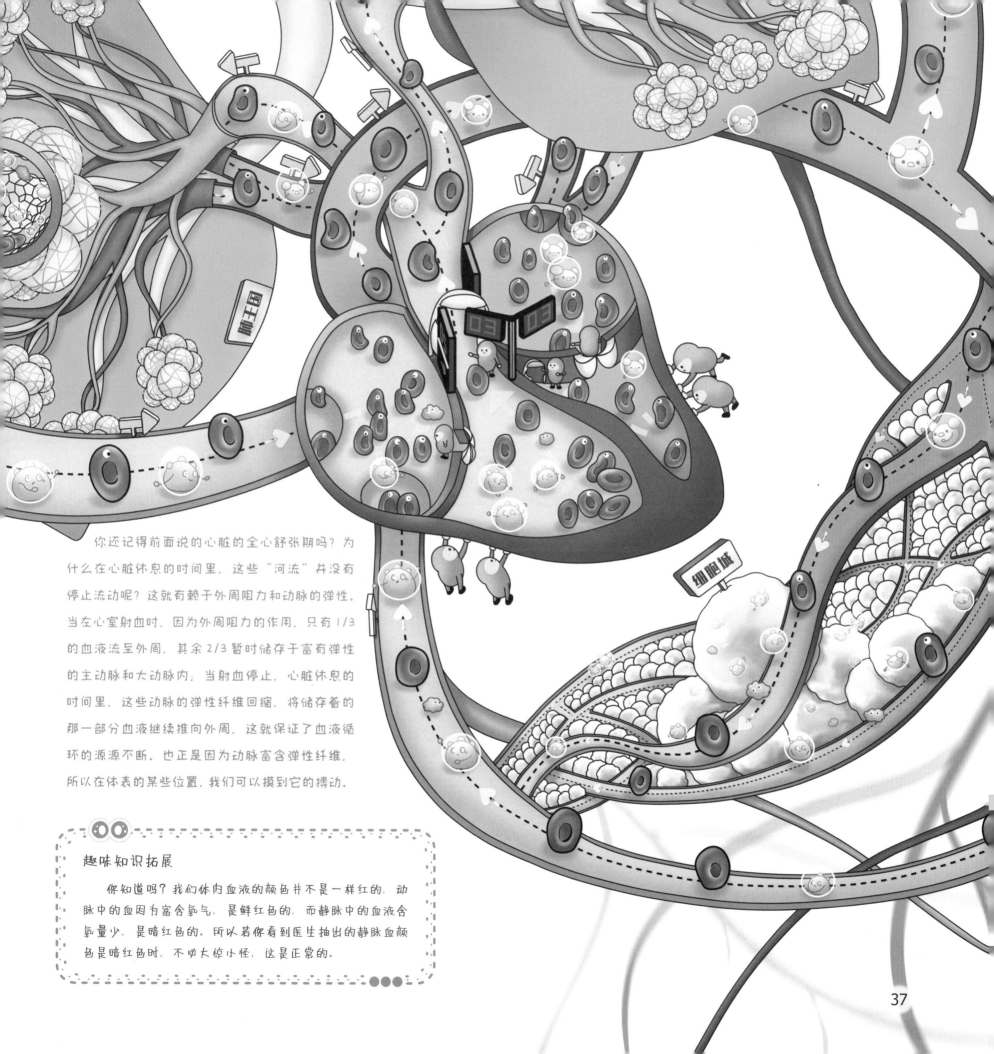

你还记得前面说的心脏的全心舒张期吗？为什么在心脏休息的时间里，这些"河流"并没有停止流动呢？这就有赖于外周阻力和动脉的弹性。当左心室射血时，因为外周阻力的作用，只有1/3的血液流至外周，其余2/3暂时储存于富有弹性的主动脉和大动脉内；当射血停止，心脏休息的时间里，这些动脉的弹性纤维回缩，将储存着的那一部分血液继续推向外周，这就保证了血液循环的源源不断。也正是因为动脉富含弹性纤维，所以在体表的某些位置，我们可以摸到它的搏动。

趣味知识拓展

你知道吗？我们体内血液的颜色并不是一样红的。动脉中的血因为富含氧气，是鲜红色的。而静脉中的血液含氧量少，是暗红色的。所以若你看到医生抽出的静脉血颜色是暗红色时，不必大惊小怪，这是正常的。

我们的血液里除了红细胞，还有什么细胞呢？

为什么有些小伤口冒出少量血后会自行止血？

19 血液的秘密

就如同河流里有鱼儿和水一样，血管中的血液由血细胞和血浆组成。不过，血细胞的种类可不像鱼儿那样多，它分为红细胞、白细胞和血小板3大类，其中的白细胞是一类细胞的统称，就如同我们说的"贝类"一样。

接下来，就让我们来一一认识这些血细胞吧。

红细胞：我是血液中数量最多的细胞。你看，我的形状就像两面都被压凹进去的小圆盘，这让我增加了气体交换的面积，提高了工作的效率。这独特的体型还可以让我在挤过细小的毛细血管时自如地扭曲变形后又恢复原样。我的主要功能是运输氧气和二氧化碳，因为我含有一种特殊的蛋白质——血红蛋白，它会与氧气或二氧化碳结合，到达目的地后再将其释放出来，我的平均寿命约为120天，当我"衰老"后，变形能力就会减退，脆性也会增加，会因为血流的冲击而破碎，也特别容易滞留在肝、脾或骨髓中，被巨噬细胞吞噬、清除。但是，别担心，人体每小时约有0.8%的红细胞进行更新，我们的死亡与新生保持着动态平衡，这使我们在血液中的数量保持相对的恒定。

白细胞：我们就像是身体里的"警察"，随时保持着警惕，以对抗外来微生物对人体造成的损害。血液中的我们共有5大家族，分别是：中性粒细胞、嗜酸性粒细胞、嗜碱性粒细胞、单核细胞、淋巴细胞。

① **中性粒细胞**：我的主要功能是吞噬外来的微生物、人体坏死的组织以及衰老的红细胞。当病菌侵入身体时，受到损害的组织会释放出一种化学物质，我一接到警示信号便会迅速赶往病菌入侵地点，用我的撒手锏将致病菌吞入体内，杀死、分解。

② **嗜酸性粒细胞**：我能对抗寄生虫，也能对致炎物质进行灭活，限制局部的炎症反应。

③ **嗜碱性粒细胞**：我虽然没有吞噬能力，还会释放出组胺引发过敏反应，但因为我在血液里本身含量并不多，一旦超出正常值，极有可能是人体有炎症、过敏等症状，所以我的主要作用是报警。

④ **单核细胞**：我是所有血细胞中个头最大的，但我在血管中停留的时间最短，一般进入血管两三天后我就会离开，进入组织，转变为巨噬细胞，这一转变使我的吞噬能力大大提升。

⑤ **淋巴细胞**：我们淋巴细胞有两种，一种是发挥细胞免疫功能的T淋巴细胞，是由胸腺分化发育的；一种是参与体液免疫功能的B淋巴细胞，是由骨髓分化发育的。我们都属于免疫细胞。

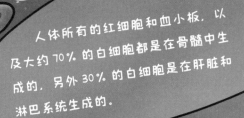

人体所有的红细胞和血小板，以及大约70%的白细胞都是在骨髓中生成的，另外30%的白细胞是在肝脏和淋巴系统生成的。

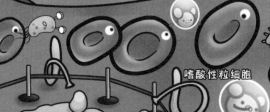

嗜酸性粒细胞

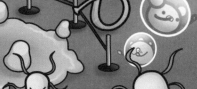

嗜碱性粒细胞

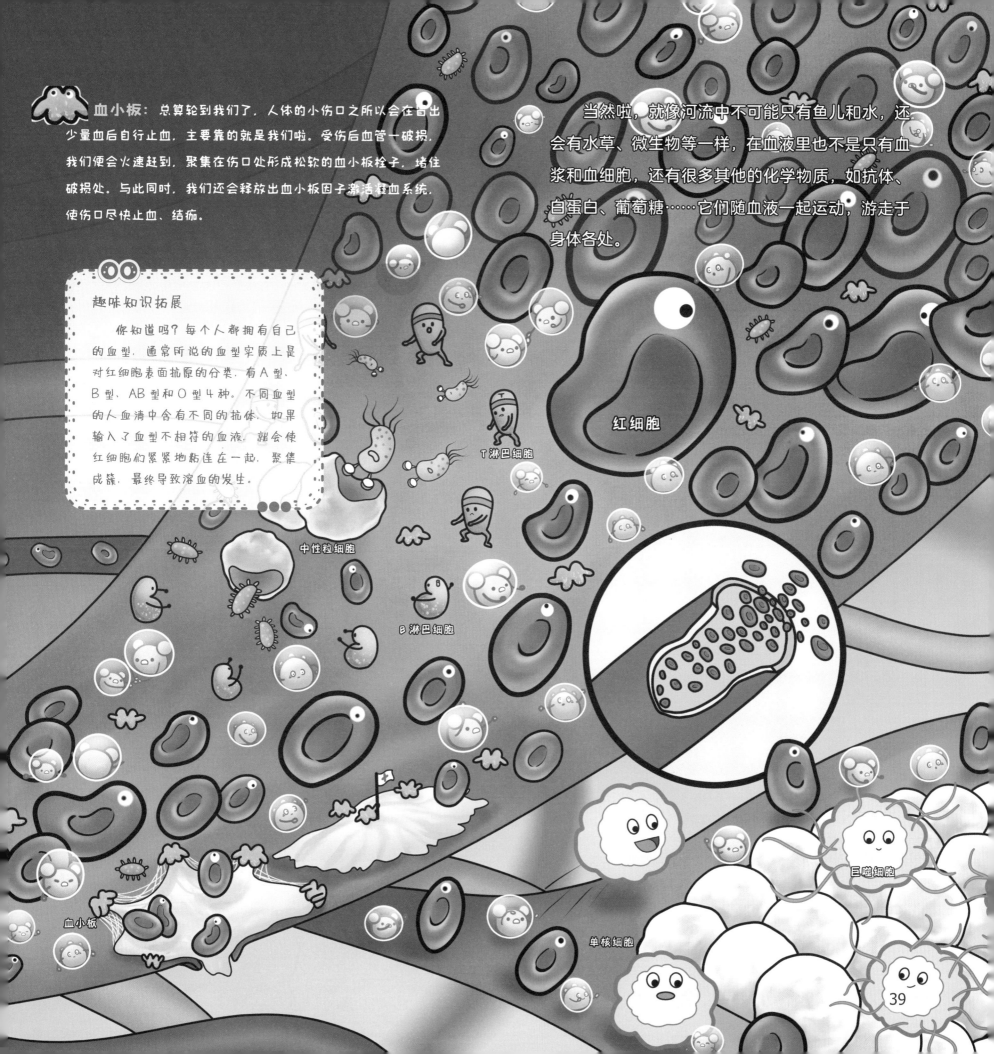

血小板： 总算轮到我们了，人体的小伤口之所以会在冒出少量血后自行止血，主要靠的就是我们啦。受伤后血管一破损，我们便会火速赶到，聚集在伤口处形成松软的血小板栓子，堵住破损处。与此同时，我们还会释放出血小板因子激活凝血系统，使伤口尽快止血、结痂。

当然啦，就像河流中不可能只有鱼儿和水，还会有水草、微生物等一样，在血液里也不是只有血浆和血细胞，还有很多其他的化学物质，如抗体、白蛋白、葡萄糖……它们随血液一起运动，游走于身体各处。

趣味知识拓展

你知道吗？每个人都拥有自己的血型。通常所说的血型实质上是对红细胞表面抗原的分类。有 A 型、B 型、AB 型和 O 型 4 种。不同血型的人血清中含有不同的抗体。如果输入了血型不相符的血液，就会使红细胞们紧紧地粘连在一起，聚集成簇，最终导致溶血的发生。

红细胞

T 淋巴细胞

中性粒细胞

B 淋巴细胞

血小板

单核细胞

巨噬细胞

20 沿"河"而建的淋巴系统

如果说血液循环是身体里的河流，那么淋巴循环就像是沿河而建的交通网络，淋巴结是分布在其中的站点。接下来，就让我们来详细了解一下吧。

淋巴循环

当血液流过毛细血管动脉端时，一部分体液会经过毛细血管壁渗入组织间隙，形成组织液，组织液与细胞进行物质交换后，大部分在毛细血管的静脉端被吸收入血，小部分进入毛细淋巴管形成淋巴。

就好比是细小的河流分支中有一部分渗入泥土，在这里交换物质后又流回河里。但还有一部分水和体积比较大的物质，会进入伴随河流流动的淋巴系统中，不能够回到河流中。因为毛细淋巴管的管壁由单层内皮细胞组成，没有基底膜，于是组织液和其中的蛋白质、脂肪粒、红细胞和细菌等都可以自由进入淋巴管。但内皮细胞会形成单向活瓣，所以进入淋巴液中的物质就不能再返回组织液中，只能随着毛细淋巴管前进，汇入淋巴管，最后汇成两条大的淋巴导管——胸导管和右淋巴导管，再注入回静脉。

所以，淋巴循环的主要功能是辅助和补充血液循环，并产生淋巴细胞、过滤淋巴，参与免疫应答。

趣味知识拓展

你知道吗？身体里的淋巴液大部分都是无色透明的。但从肠淋巴干到胸导管这一段流动的淋巴液就是乳白色的。这是因为进入人体的脂肪在胆汁的乳化作用下被分解成微小的颗粒，然后通过小肠的淋巴管系统吸收，这些乳白色的乳糜进入肠淋巴干再汇集前往胸导管，所以胸导管的起始部又被称为乳糜池。

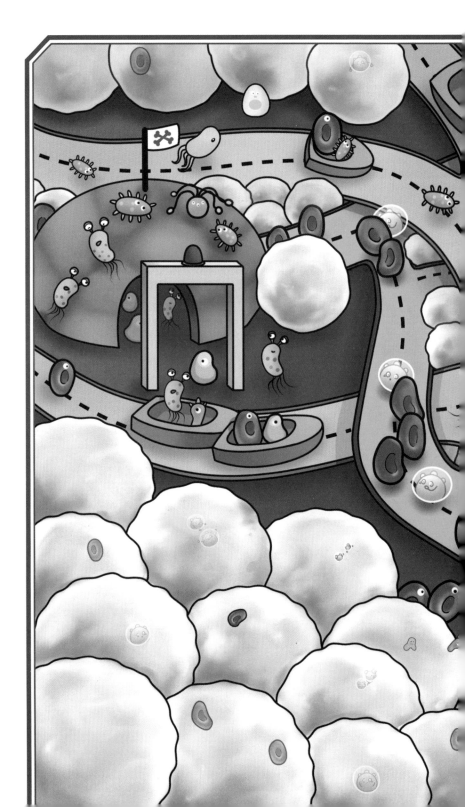

淋巴系统的反击

　　淋巴液一路前进，也在一路回收不能回到毛细血管中的物质，就像收留无家可归之人的列车。这些列车的轨道纵横交错，淋巴结就像是分布在淋巴系统中的一个个站点，这些站点都有"警察"——淋巴细胞和巨噬细胞的存在，如果有"坏蛋"（入侵身体内部的病菌、寄生虫或肿瘤细胞等）想乘乱混上车，"警察"就会对它们实施布控、抓捕、阻截与清除。

　　如果进入淋巴系统的"坏蛋"比较多、比较强大，淋巴结就会因为细胞增殖等病理变化而发生肿大（这就是有些时候我们喉咙痛时，脖子上的淋巴结会肿大的原因），这时候就需要抗生素等外援来帮忙了。

　　如果淋巴结的"警察"不能阻止"入侵者"，甚至连淋巴系统都被病菌占领了，成为病菌、肿瘤细胞等扩散、蔓延的通道，那就需要对相应部位的淋巴结进行清扫手术。

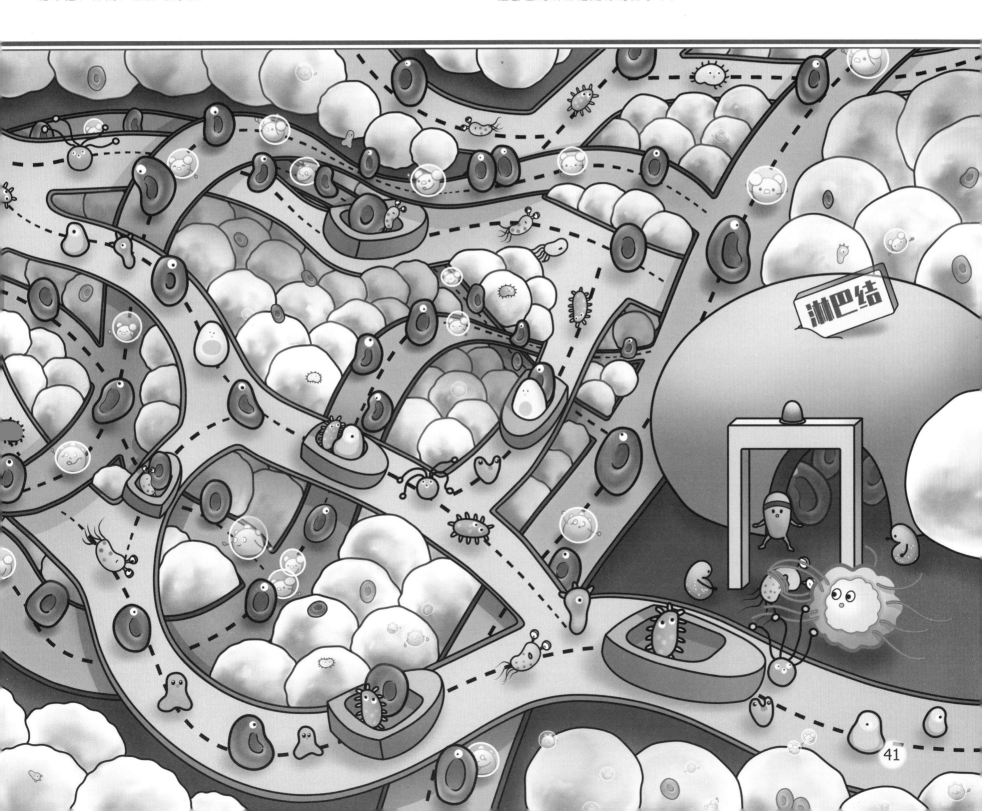

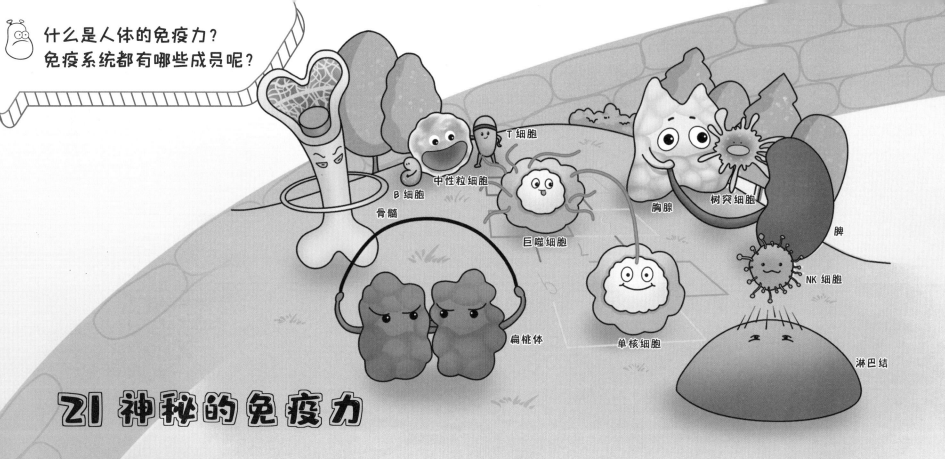

T 细胞

中性粒细胞

B 细胞

骨髓

树突细胞

胸腺

脾

巨噬细胞

NK 细胞

扁桃体

单核细胞

淋巴结

21 神秘的免疫力

你是不是也经常会听人们提起"免疫力"这个词？它到底是什么呢？要想弄清楚这个问题，我们必须从免疫系统说起。

免疫系统主要是由免疫细胞、淋巴组织和淋巴器官组成。

我们之前在"血液的秘密"中提到的淋巴细胞、单核细胞、中性粒细胞和巨噬细胞都属于免疫细胞，除此之外还有 NK 细胞（自然杀伤细胞）、树突细胞等。

而淋巴组织就是我们前面提到的淋巴循环中参与循环的网状组织，组织中充满了大量的淋巴细胞及其他免疫细胞。

淋巴器官包括中枢淋巴器官（胸腺和骨髓）和周围淋巴器官（脾、淋巴结和扁桃体）。中枢淋巴器官是分化发育初始 T 细胞和 B 细胞的场所，而周围淋巴器官是进行免疫应答的地方。

特殊的淋巴器官——脾

脾虽是人体最大的周围淋巴器官，但它过滤的并不是淋巴液，而是血液。因为它在结构上不与淋巴管道相连，是属于血液循环路径上唯一的淋巴器官。成熟的淋巴细胞也会被转送至这里定居。接下来，就让我们好好认识一下这个比较特殊的淋巴器官吧。

脾位于左侧肋弓下比较深的位置，在膈肌与胃底之间，正常情况下，在身体表面触不到脾，只有当它肿大时，才可以在体表触到。

❶脾的功能之一是滤血。因为脾中有大量的巨噬细胞和淋巴细胞，可以清除血液中的异物、抗原以及衰老的红细胞。但当脾功能亢进时，会滤血过度引起红细胞、血小板的减少。

❷脾还有造血的功能。在胚胎早期，脾能产生各种血细胞，不过当骨髓开始造血后，脾就停止了造血。只有在人体严重缺血或是某些病理状态下，脾才会恢复造血功能。

❸脾最主要的还是它的免疫功能。脾作为人体最大的周围淋巴器官，其淋巴组织中含有大量的淋巴细胞参与人体的免疫应答。它也是人体内产生抗体最多的器官。

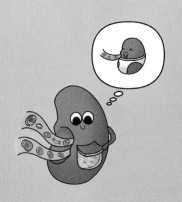

了解了免疫系统，接下来就让我们模拟一下病菌入侵人体的场景，看一看我们的身体是如何发挥免疫力的吧。

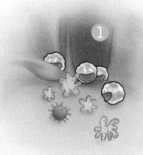

病菌入侵

当病菌侵入身体，免疫系统就启动了。病菌感染的组织会释放出某种化学物质，中性粒细胞对这种物质特别敏感，立即赶到现场对病菌作战。

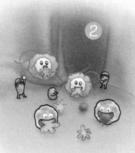

提呈抗原

巨噬细胞紧接着赶到现场，它们在吞噬病菌的同时，还会识别病菌身上特异性的标志物——抗原，并把这种特征提交给T细胞和B细胞（树突状细胞也能识别、提呈抗原）。

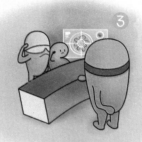

激活杀手T细胞和B细胞

与此抗原相匹配的辅助性T细胞会锁定病菌，并激活杀手型T细胞和B细胞。

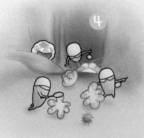

T细胞锁定感染细胞

杀手型T细胞参与战斗，目标明确，锁定被病菌感染的细胞。

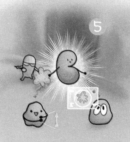

B细胞制造抗体

被激活的B细胞则繁殖分裂成浆细胞和记忆细胞。浆细胞会制造出针对这种病菌的抗体，而记忆细胞则会把这种病菌的抗原信息存档。如果下次还有同样的病菌想要入侵身体，记忆细胞会快速辨别出它们。

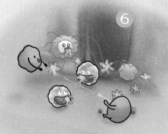

打败病菌

抗体像离弦的箭一样射中靶细胞（被病菌感染的细胞）。现在中性粒细胞和巨噬细胞大部队都能准确无误地找到病菌的藏身之处了，病菌将被打败。

这就是免疫系统对入侵者做出的免疫应答，免疫力也可以说是免疫细胞的战斗力。我们要合理饮食、适当运动、注意休息，增强身体的免疫力。

趣味知识拓展

你知道吗？第一代传统疫苗其实是经过灭活或减毒处理后的病原体。它被接种到身体的某个部位后，人体免疫系统就会被启动，产生抗体和记忆细胞。当真正的病菌入侵人体时，人体内的免疫细胞已经熟悉了它的"套路"，快速应战，所以病菌注定会一败涂地。然而，被接种到人体的疫苗并不会100%产生抗体，这也是有一些疫苗需要接种好几次的原因。

22 免疫力的番外篇：疫苗

疫苗一直是人类预防和控制疾病发生、流行的重要手段。第一代的传统疫苗包括灭活疫苗、减毒活疫苗和类毒素，第二代疫苗包括亚单位疫苗和重组蛋白疫苗，第三代疫苗的代表是基因疫苗。

现阶段，人们经常接种的疫苗主要有 3 种类型：灭活疫苗、重组蛋白疫苗和腺病毒载体疫苗。

你想知道疫苗是怎样起到保护人体的作用的吗？下面，就让我们一起来认识一下吧。

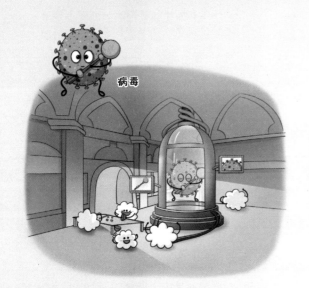

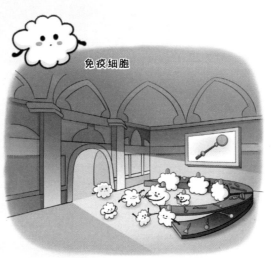

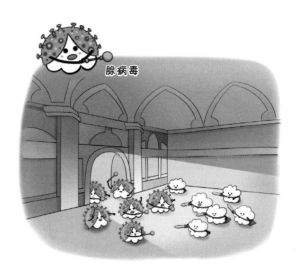

灭活疫苗是将人工培养的病毒，用理化方法灭活后制成的。如果我们把人体比作一个城堡，体内的免疫细胞就是卫兵，那灭活疫苗相当于敌人的"尸体"。把它运回城堡里让卫兵们好好记住敌人的特征："你看，你看，病毒长这样啊，它的外面有一圈凸起，都好好记住了。"而且，免疫细胞还能近距离研究病毒使用的特殊武器（抗原），并据此制造出相应的回击武器（抗体）。这样，当真正的敌人入侵时，免疫细胞一眼就能认出它，并迅速启动保护机制，派出精锐部队使用特制武器消灭敌人。

重组蛋白疫苗则是利用 DNA 重组技术，人为制造出敌人使用的特殊武器（抗原成分），直接利用这些"武器"刺激免疫细胞"研究"并制造回击武器。重组蛋白疫苗使用的是病毒的"武器"，灭活疫苗使用的是"死病毒"，所以它们不会感染人体细胞，只能引起体液免疫。但这也导致这类疫苗的免疫原性不高，持续时间较短，因此有可能需要多次注射来弥补不足。

腺病毒载体疫苗和前两者不同，它是用腺病毒（一种被人类进行过"改装"的病毒，它可以感染人体细胞但不能进行自我复制。）装载着敌人的"武器"进入人体。也可以这么理解，为了让免疫细胞们更好地记住敌人，人类进行了一场演练，使用的是伪装的坏人，它能攻入城堡的房间（感染细胞），在房间里掏出了敌人的武器与免疫细胞对战（引发体液免疫和细胞免疫），但它不能像真正的敌人那样进行复制，这样既保证了安全，又使免疫细胞经过战斗记住了敌人。

这 3 种类型的疫苗起作用的机制略有不同，各有优点。

接种疫苗可以有效地保护我们，也是预防和控制一些传染病的有效手段。所以，适龄且没有禁忌证的人群，都应该积极接种疫苗。

那接种了疫苗就可以万事大吉了吗？这种理解是错误的。原因一：并不是所有接种了疫苗的人都能产生足够的抗体；原因二：病毒也不安分，它们在不停地换代升级（重组、变异）。

所以，接种了疫苗也不要放松警惕，还要持续地做好个人防护工作，加强预防措施，遵循健康的生活方式，全面筑牢身体免疫屏障。

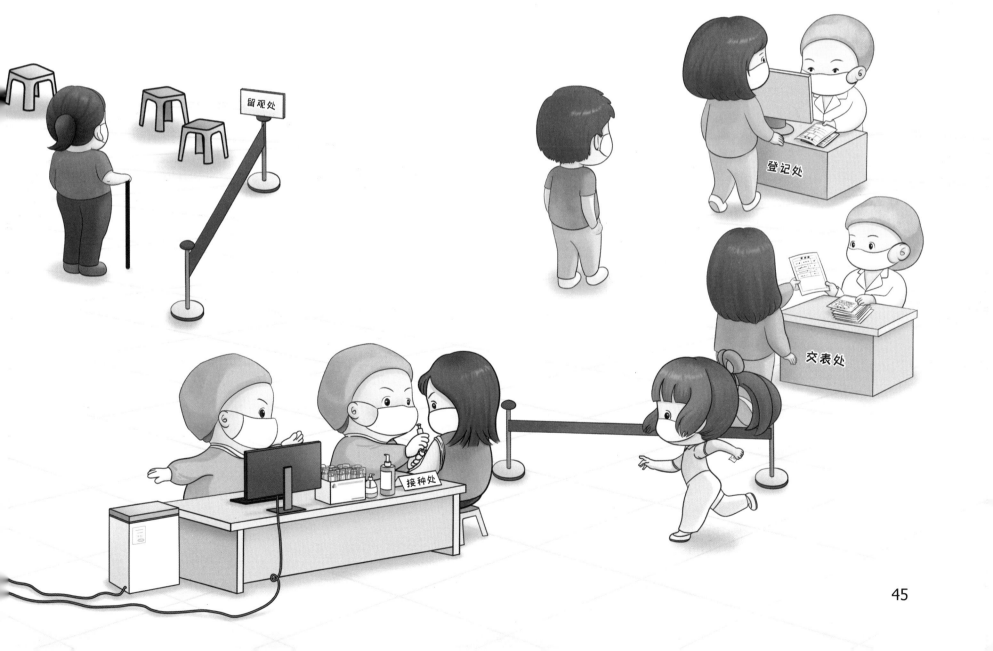

趣味知识拓展

为什么接种疫苗后，医生都会要求留观 30 分钟呢？

这是因为接种疫苗后，每个人对疫苗的反应不同，极少数人会出现不同程度的异常反应。这其中，较为严重的过敏性休克等急性反应大多发生在接种后几秒到 30 分钟内。留观 30 分钟就是为了应对紧急情况，防止意外发生。

所以，在接种疫苗后，一定要耐心地留观 30 分钟再离开。之后如果出现不良反应，也要及时就医。

23 蜕皮，蜕皮！你换新皮肤了吗

蛇会蜕皮，蝉也会蜕皮，有很多动物在生长的过程中都会蜕去旧的皮，换上新的皮。人类的皮肤其实也在不停地更新，不过不是像蛇或蝉那样蜕皮，而是在你没察觉时以皮屑的方式脱落。皮肤是怎么做到这一点的呢？皮肤还有哪些小秘密呢？让我们从皮肤的构造开始，好好了解一番吧。

身体的第一道屏障

皮肤是人体最大的器官，它包裹着我们的身体，作为身体的第一道屏障，为我们抵御外来的伤害。它还有调节体温、排泄、感觉、吸收和参与免疫应答等功能。

趣味知识拓展

你知道吗？分布在体表的毛虽然叫汗毛，但我们流出的汗其实并不是由毛孔排出的，而是由专门排汗的汗孔排出的。毛孔是皮脂腺排出的开口，所以皮脂腺分泌旺盛的人，毛孔容易被皮脂堵塞而长"痘痘"。只有大汗腺（即腋窝、乳晕、肛门及会阴等处的汗腺）的汗才从毛孔排出。

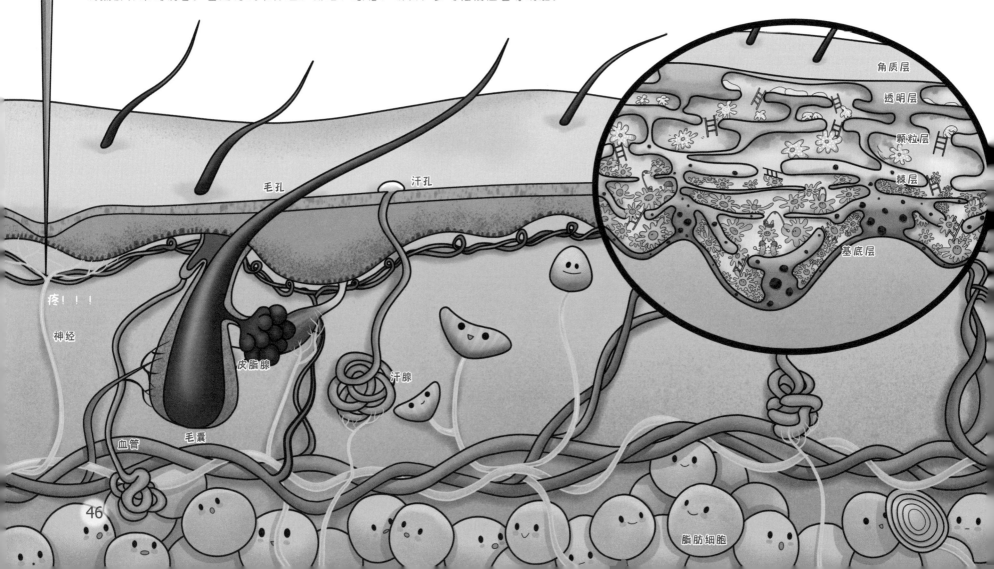

皮肤可以分为表皮和真皮。在人体各个部位表皮的厚薄度是不一样的，厚表皮有角质层、透明层、颗粒层、棘层和基底层5层结构，薄表皮只有4层（缺少透明层），真皮又可分为乳头层、网织层两层，所以别看皮肤只有薄薄的一层，但是它从表层到最深层，一共可以有六七层。

❶ **角质层**：它是皮肤的最外层，由已经完全角质化的死亡细胞构成，细胞与细胞之间的连接松散，很容易脱落形成皮屑。尽管我们看不见，但我们的确会蜕皮。表皮的细胞不断增殖、向表层推移、定期脱落，大约每30天就会有一层新的皮肤。

❷ **透明层**：它只有在手掌、脚底等表皮较厚的部位才存在，这一层中细胞的细胞核和细胞器消失，细胞开始死亡，细胞质内充满坚韧的角蛋白丝，这个过程也被称为角质化。

❸ **颗粒层**：在这一层中，细胞的细胞核和细胞器开始退化，并出现许多透明的角质状颗粒，这些颗粒所含的糖脂会在细胞的外面形成多层膜状结构，构成阻止物质透过表皮的主要屏障，既能降低外来病菌入侵的可能，又能有效减少皮肤水分的流失。

❹ **棘层**：这一层主要由棘细胞组成，棘细胞会逐渐向浅层推移，细胞开始逐渐变得扁平。在棘细胞之间还存在着一种朗格汉斯细胞，这种细胞是一种抗原呈递细胞，能够快速地识别和处理病菌身上的抗原，并提交给T细胞，引起免疫应答，实现皮肤的免疫功能。

❺ **基底层**：从这一层往上就不再有血管的存在了，如果皮肤割伤只到这一层，并不会流血。基底层的基底细胞有比较强的增殖能力，新生的细胞会向浅层推移，并且分化成表皮中其他各层的细胞。这一层中含有黑素颗粒，这种颗粒的大小、数量、分布和所含黑色素的多少，决定了每个人皮肤的颜色。

❻ **乳头层**：它是真皮向表皮基底部凸起的部分，有大量的乳头状隆起，这些隆起与凹陷导致与表皮部分的接触面就像波浪一样。

❼ **网织层**：它位于皮肤的深部，由胶原纤维和弹性纤维交织而成，含有很多血管、淋巴管、神经以及汗腺、皮脂腺、毛囊等。

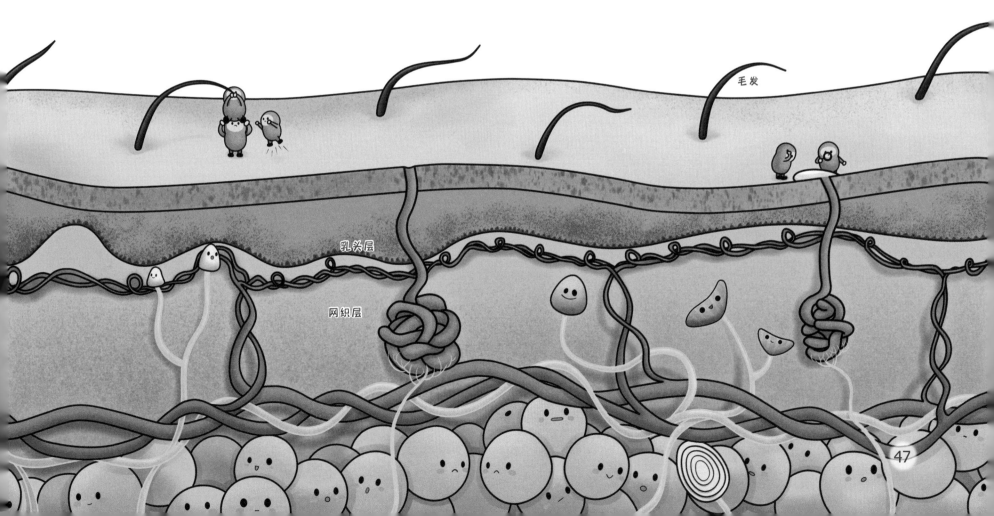

毛发

乳头层

网织层

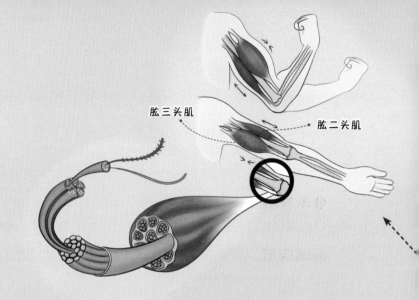

肱三头肌

肱二关肌

24 肥胖的人也有肌肉吗

健美运动员们常常会展示他们的肌肉，但身材肥胖的人身上就好像一块肌肉也看不到，是真的一块肌肉也没有吗？

并不是，每个人都有肌肉，只不过大部分人因为皮下脂肪的原因，在体表看不到肌肉的痕迹，而经常健身锻炼的人，皮下脂肪层变薄，肌肉健硕，所以可以清晰地在体表看到肌肉。

肱二头肌和肱三头肌是一对作用相反的肌肉。肱二头肌位于上臂的前侧，当它收缩时，位于上臂后侧的肱三头肌会舒张，我们就可以做出弯曲肘部的动作；当它舒张而肱三头肌收缩时，我们就可以伸直手臂。

肌肉的分类

人体的肌肉分为随意肌和不随意肌。随意肌又称为骨骼肌，是我们的意志可以进行控制的肌肉（还记得我们前面说过的舌头吗）；不随意肌是不随意志控制活动的肌肉，包括分布在肠道、血管、支气管内的平滑肌和比较特殊的心肌。

臀中肌

臀大肌

臀小肌

臀肌中的臀大肌因为大而肥厚，常常被选为肌内注射的部位，但两岁以下的婴幼儿因为臀大肌还不够发达，容易损伤到肌肉深处的坐骨神经，所以护士为他们打针时通常会选用臀肌中的臀中肌或臀小肌。

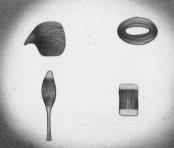

肌肉的形状

肌肉的形状是各种各样的：长的、短的、圆的、扁的，它们通过收缩与舒张完成大脑下达的指令。

接下来，我们来看一看人体分布最广、最多的骨骼肌。

每个人身体的骨骼肌有650多块，大多数附着于骨骼上，是我们身体运动时的动力部分，我们经常听别人提到的肱二头肌、肱三头肌、腹肌、臀肌，这些都属于骨骼肌。

比目鱼肌

腓肠肌

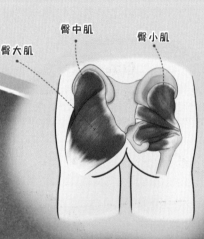

小腿后群肌中的腓肠肌和比目鱼肌组成了小腿三头肌，也就是我们通常所说的"小腿肚"。它们向下移行形成粗大的跟腱，可以使足跖屈，并屈膝关节；站立时能固定膝关节和踝关节，防止身体前倾，是维持人体直立姿势的重要肌群。

面肌主要分布在眼、鼻、口周围，呈环状或辐射状。我们说话、吃东西、表达情绪等都需要调动面部肌肉。

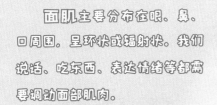

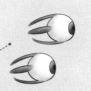

在眼睛周围有6条负责协调眼球运动的眼球外肌。

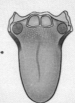

我们舌头的一组肌肉，还是人体最灵活的肌肉。

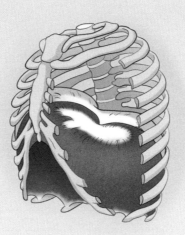

膈肌是人体中一块很特别的骨骼肌。它位于胸腔与腹腔之间，是一块向上膨隆的扁肌，吸气时收缩，呼气时舒张，可以自动工作。不过如果需要，我们也可以通过思维来进行控制。

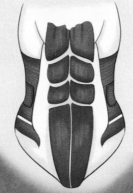

通常人们提到的腹肌指的是腹直肌，它真正只有两块，位于腹部前正中线的两侧，但是由于两侧的腹直肌表面均有3或4条横行的腱划，所以看起来会有多块腹肌。腱划是天生的，左右只有3条腱划的人无论怎样锻炼也不会出现8块腹肌。医学上所说的腹肌除了腹直肌，还有腹外斜肌、腹内斜肌、腹横肌、腰大肌和腰方肌，它们共同构成腹壁，保护着腹内脏器。

趣味知识拓展

你知道吗？在剧烈运动之后，我们会感觉全身酸痛。这是因为在剧烈运动时，肌肉的氧气供应不足，糖原在无氧分解时会产生一种叫乳酸的代谢产物。它们堆积在肌肉和血液中就会使我们感觉全身酸痛。

49

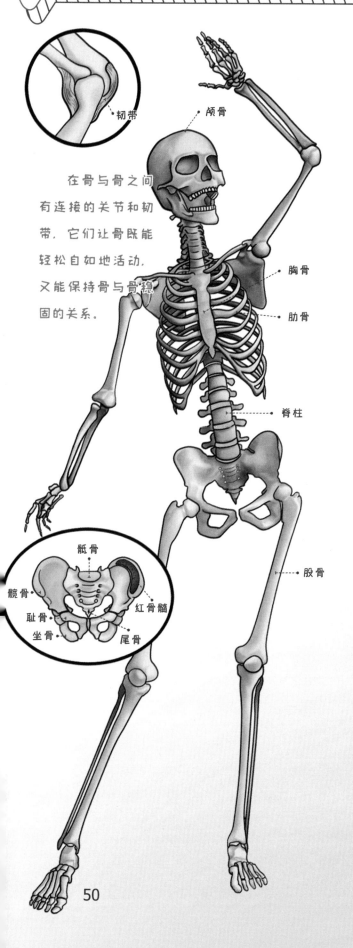

在骨与骨之间有连接的关节和韧带，它们让骨既能轻松自如地活动，又能保持骨与骨稳固的关系。

韧带

颅骨

胸骨

肋骨

脊柱

股骨

骶骨

髋骨

耻骨

坐骨

红骨髓

尾骨

25 咔嗒、咔嗒，请注意，有骨架出没

咔嗒、咔嗒，请注意，我是一具骨架！我支撑起整个人体，并尽全力保护着脆弱的脏器，比如大脑就被我们骨家族的颅骨包裹着，而整个胸腔的脏器更是被肋骨、胸骨和脊柱组成的胸廓保护着。所以，我一点也不可怕，我是可爱的骨架。

通常，一个成年人的全身共有 206 块骨头，其中最大的骨头是大腿处的股骨，最小的骨头是耳朵里听骨链上的镫骨。

有生命的骨头

骨头是坚硬且具有生命、能生长的组织。它的成分之一是矿物质化的骨骼组织，内部是坚硬的蜂巢状立体结构。每块骨头都具有一定的形态和特有的血管、神经。它不但能生长、发育（所以小孩才会长高），而且具有不断改进自身结构和修复损伤的能力。骨髓腔中的红骨髓具有造血的功能，5 岁以后长骨骨干内的红骨髓逐渐变成黄骨髓，失去造血的能力；但在长骨两端、扁骨（如胸骨、髂骨等）和不规则骨（如椎骨）内，终生都是红骨髓。

骨头的生长在孩童时期特别明显，因为在这一时期长骨的两端有一层骺（hóu）软骨（生长板）会往外长出新的软骨，在生长板内侧老的软骨就会变成骨头。到 17~20 岁时生长板会被骨组织置换，长骨也就停止了生长。

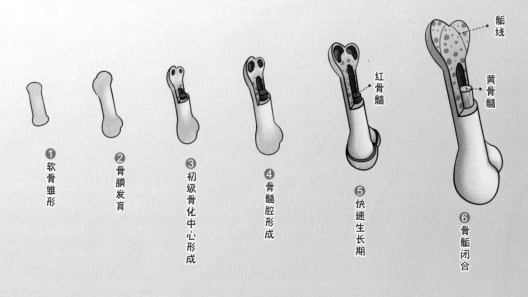

骺线

红骨髓

黄骨髓

❶ 软骨雏形
❷ 骨膜发育
❸ 初级骨化中心形成
❹ 骨髓腔形成
❺ 快速生长期
❻ 骨骺闭合

骨头损伤修复的工作主要是由骨组织中的细胞完成的，特别是成骨细胞和破骨细胞。接下来，让我们来看一下，骨折之后骨头是如何进行自我修复的吧。

第一阶段是**血肿炎症机化期**，这一阶段用时最长，大约需要 6 周的时间。

❶

血肿炎症机化期 1

❶骨折发生之后，骨髓腔、骨膜下和周围的组织血管也会破裂出血，在骨折的断端形成血肿，几小时后，血肿凝结成血块。

❷破骨细胞出动，释放出溶酶体酶和乳酸，溶解并吸收死骨（也就是坏死的骨质），释放钙离子。中性粒细胞、淋巴细胞、单核细胞和巨噬细胞等也会一起来清除凝血块和坏死的软组织，并使血肿机化形成肉芽组织。这个工作大约在骨折发生后的 2 周内完成。

❸肉芽组织内的成纤维细胞大量增殖，合成和分泌大量的胶原纤维，转化成胶原纤维结缔组织，使骨折的骨头两端连接起来。同时，在骨折端附近的骨内、外膜中，成骨细胞也开始活跃起来，它们产生的胶原纤维和基质使骨折端形成骨样组织。这个工作大约在骨折发生后的 2~6 周内完成。

破骨细胞

❷

血肿炎症机化期 2

血肿炎症机化期 3

❸

成骨细

成纤维细胞

黄骨髓

骨松质

骨密质

骨膜

第二阶段是**原始骨痂形成期**，这一阶段成骨细胞大量增生，在骨折后的 6~12 周内，内、外骨痂形成；骨折后的 12~24 周，骨折处形成桥梁骨痂。这些骨痂会不断钙化加强，当它能抵抗肌肉收缩及旋转产生的力时，就达到了骨折的临床愈合。但此时骨头的断裂处还没真正恢复正常结构。

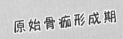

原始骨痂形成期

骨痂改造塑形期

第三阶段是**骨痂改造塑形期**，由破骨细胞和成骨细胞联手进行。多余的骨痂被破骨细胞吸收清除，成骨细胞则使更多的新骨形成坚强的板层骨。骨髓腔也会重新沟通，骨折处恢复正常骨头的结构。这个工作需要 1~2 年的时间。

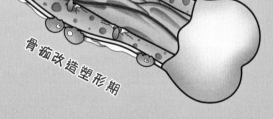

骨折的恢复时间需要这么长，在日常生活中我们一定要做好防范，降低骨折风险。

趣味知识拓展

你知道吗？儿童的骨头数量有 217~218 块。长大成人后骨骼的数量反而减少了。这是因为在成长过程中，许多骨头会互相融合，比如，5 块骶（dǐ）椎会融合成一块骶骨；髂骨、耻骨和坐骨会融合成一块髋骨……

26 身体的指挥中心

如果说每个人的身体都是一座运行有序的城市，那么脑无疑是这座城市的指挥中心。不论你的眼睛看到什么，耳朵听到什么，也不论你做出怎样的动作，醒来或睡去……你所有的感觉与行动都离不开脑。

它是我们身体最复杂、最脆弱的器官，所以要用坚硬的颅骨来保护它。现在，让我们一起来看看这座指挥中心的内部是什么样子的吧。

脑膜的结构

在坚硬的颅骨与柔嫩的脑组织之间由外向内有3层膜：第一层是颅骨下的硬脑膜，它是3层膜中最厚、最坚韧的一层；第二层是薄而透明的蛛网膜；最里面一层是紧贴着脑组织的软脑膜。在蛛网膜和软脑膜的间隙里有脑脊液。脑脊液是由脑内4个脑室产生并按一定路线循环、滋养脑部的液体，它可以起到缓冲垫的作用，保护脑在运动时不会因为震动而损伤脑组织。

大脑也是由细胞组成的吗

人体的其他组织都是由细胞构成的，那么脑组织是不是也是如此呢？这个问题曾经引起了很多争论。因为当时的光学显微镜还无法清晰地观察到脑内的神经细胞。直到19世纪末，西班牙神经解剖学家卡哈尔的"神经元学说"诞生，人们才认识到脑也是由细胞构成的。脑细胞有两种类型：神经细胞（即神经元）和神经胶质细胞。

脑可以分为端脑、间脑、脑干和小脑，每一部分都负责各自不同的功能。

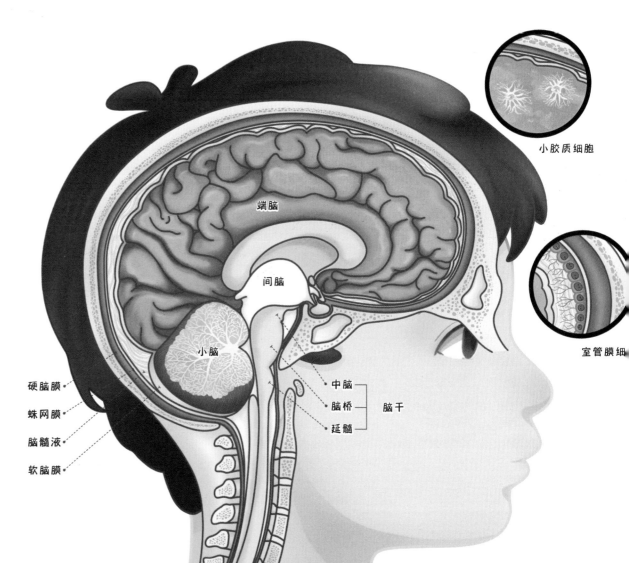

小胶质细胞

端脑

间脑

室管膜细胞

硬脑膜
蛛网膜
脑髓液
软脑膜

小脑

中脑
脑桥　脑干
延髓

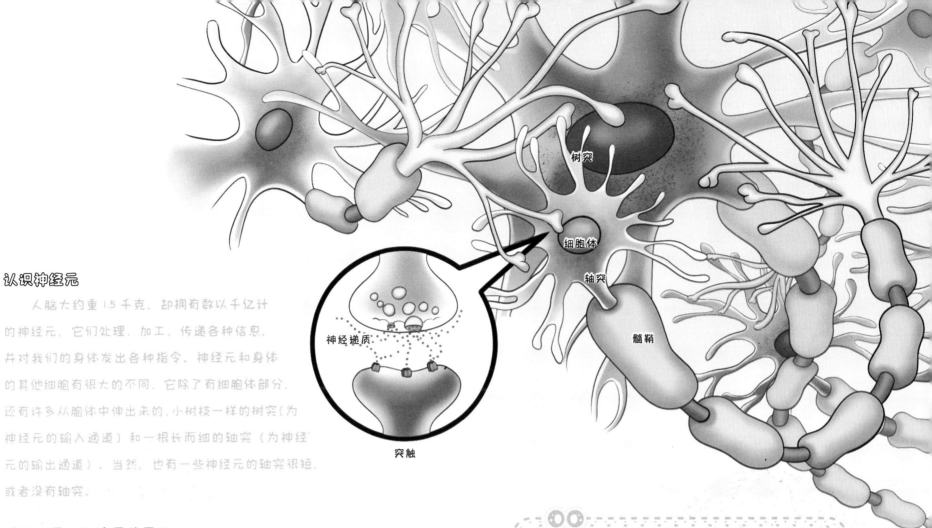

树突

细胞体

轴突

髓鞘

神经递质

突触

认识神经元

人脑大约重 1.5 千克，却拥有数以千亿计的神经元。它们处理、加工、传递各种信息，并对我们的身体发出各种指令。神经元和身体的其他细胞有很大的不同，它除了有细胞体部分，还有许多从胞体中伸出来的、小树枝一样的树突（为神经元的输入通道）和一根长而细的轴突（为神经元的输出通道）。当然，也有一些神经元的轴突很短，或者没有轴突。

神经元是如何传导信号的

当电信号要从一个神经元传到另一个神经元时，需要将电信号转化为化学信号来实现细胞间的信号传递。这时神经元就会合成并释放出一种神经递质。神经递质会形成精确的连接，使每种信号对应特定的目标细胞来传递信号。两个神经元之间的连接点就叫突触。

神经递质的种类繁多，它们在人体中分布广泛，功能各异，比如乙酰（xiān）胆碱和五羟（qiǎng）色胺：乙酰胆碱与肌肉收缩、体力运动、学习和记忆有关；而五羟色胺和去甲肾上腺素的相互调节则影响着睡眠和觉醒……如果缺少了相关的递质，就会引起相应的疾病。

神经胶质细胞的功能

神经胶质细胞的数量比神经元更多，它们虽然没有传导能力，但对神经元的正常活动与物质代谢都起到重要的作用，如小胶质细胞，它是脑的免疫细胞，会不断地在脑内巡视，一旦检测到入侵脑内的微生物，就会将微生物吞噬。另外，还有室管膜细胞，这种细胞上的纤毛会促进脑脊液的循环……

趣味知识拓展

你听说过"脑机接口"吗？它通过侵入性的植入电极或非侵入性的头戴式脑电图耳机将人脑思考时神经元产生的信号收集起来，传到电脑，再转化为指令给到外部设备，从而实现大脑与外部设备的直接交互，用意念控制外部设备。这项技术目前还在研发与试验中，也许未来可以造福一些瘫痪或需要使用假肢的病人。

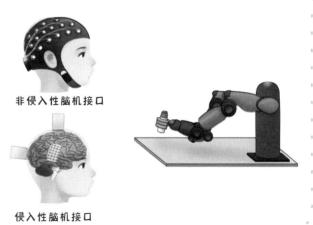

非侵入性脑机接口

侵入性脑机接口

27 被分成两半的脑——端脑

我们已经知道脑是由端脑、间脑、脑干和小脑组成的，下面我们来看看其中最大的端脑。

端脑就是我们通常所说的大脑，它在脑中的体积最大，位于整个脑的最上方。为了能在颅骨有限的空间里安身，大脑折叠着形成了许多下陷的"沟"和隆起的"回"，其中最长、最深的"沟"——大脑纵裂，将大脑分成了左右两个半球。不过，大脑的这两个半球并不是完全分裂开的，它们在大脑深部由胼（pián）胝（zhī）体相连，也是借着胼胝体这个大脑中最大的神经纤维束，两个半球的信息才可以互通、协调，确保你在走路时左脚知道紧跟着右脚迈出去。

另外，还有3条大脑沟——中央沟、顶枕沟和外侧沟，将每侧大脑半球分为5个叶：额叶、顶叶、颞（niè）叶、枕叶以及岛叶。

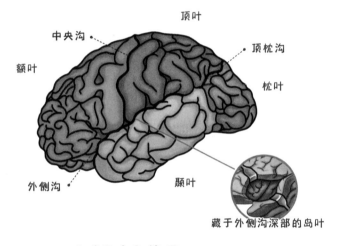

藏于外侧沟深部的岛叶

额叶是大脑皮质中最大的部分，要完成很多工作，比如参与情感调节、人格形成、推理和决策等复杂的心理活动，同时也负责计划与执行随意运动。

顶叶负责处理身体的疼痛和触觉信息，提供自己在空间内所处位置的感知。

颞叶负责听觉、语言理解、记忆和情绪管理。枕叶负责处理和解读视觉传来的信息、图片。岛叶的功能可能与内脏的自主神经有关。

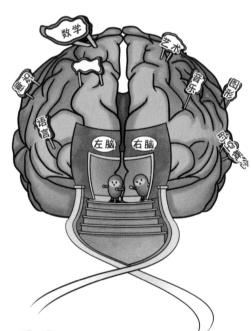

大脑的交叉管理

大脑半球对身体的感知和控制大部分是交叉进行的，简单来说，就是左脑控制右半边的身体，右脑控制左半边的身体。

大脑不同的功能区

大脑左右半球的表层都是由神经细胞的胞体和树突聚集而成的灰质，又称大脑皮质或大脑皮层；大脑深部是由神经细胞的长轴突（神经纤维）集聚而成的白质，又称大脑髓质。

功能相似的神经元胞体聚集在一定区域内执行重要的功能，于是在大脑皮层就形成了运动中枢、感觉中枢、视觉中枢、听觉中枢、语言中枢等不同的区域。当信息传入我们的身体，信号在下丘脑处被收集、过滤，然后分配往大脑皮层相应的区域，在这里信息被接受，大脑做出相关决策，发出指令，存储记忆。

趣味知识拓展

你知道吗？在颞叶下表面有一个梭状回面孔区，这里如果受到损伤，就会导致脸盲症，也就是无法辨认出脸部特征，从而出现认不清人的症状。一些严重的脸盲症病例甚至无法从合照中识别出自己的脸。

左右脑在功能上各有优势。左半球主要在语言、意识、数学、逻辑分析等方面有优势，而右半球主要在艺术、音乐、图形及时空概念等方面有优势。

特别的语言中枢

在大脑各个区域的分布中，语言中枢呈现出左脑倾向化，即大多数人的语言中枢都位于左脑。语言中枢还分为书写中枢、说话中枢、听话中枢和阅读中枢，它们分别在大脑皮层的不同位置。

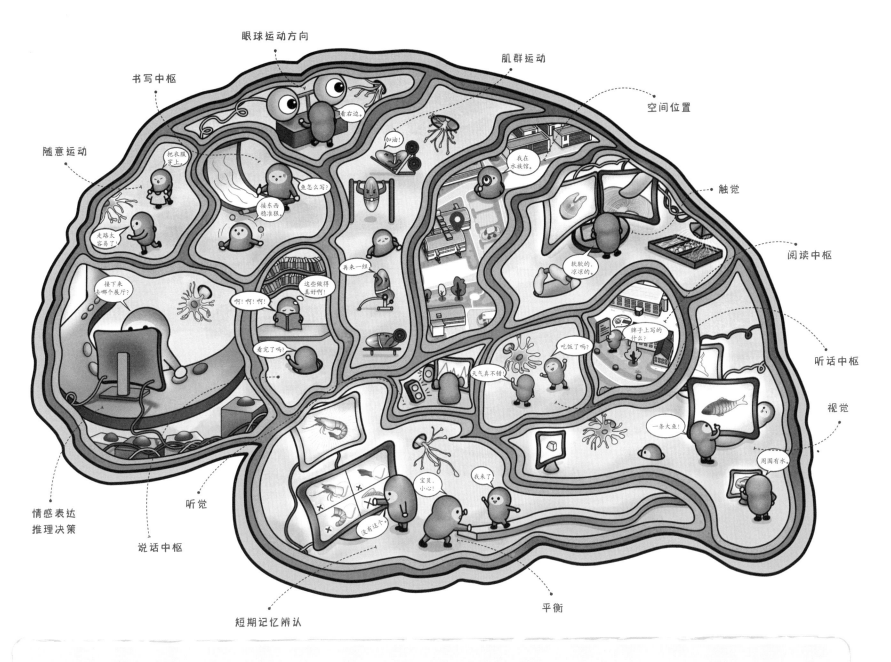

①书写中枢：位于额中回后部，若是这里受损伤，病人将不能完成写字、画画等精细动作，但手的其他运动功能不受影响。

②说话中枢：又叫运动性语言中枢（布罗卡氏区），它位于额下回后部，若是这里受损伤，病人虽然能发出声音，但不能说出有意义的语言。看书、书写和理解这些能力不受影响。

③听话中枢：又叫听觉性语言中枢（韦尼克区），它位于颞上回后部，若是这里受损伤，病人能听到别人讲话，也能说话，但理解不了语言的意义，所以经常答非所问、胡言乱语。

④阅读中枢：又叫视觉性语言中枢，位于角回，若是这里受损伤，病人将不能理解文字符号的意义，视力等功能不受影响。

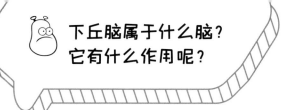

28 人脑的总管家——间脑

认识完端脑，我们接下来再说一说间脑。

间脑位于端脑与中脑之间，绝大部分被两个大脑半球遮盖着。它可分为 5 个部分：背侧丘脑、上丘脑、下丘脑、后丘脑和底丘脑。这几部分都有着各自的分工，负责不同的功能。

认识丘脑

背侧丘脑：一对卵圆形的灰质团块，占了间脑的大部分。其内侧面参与构成第三脑室的侧壁。背侧丘脑就像人脑的总管家，也是最重要的感觉传导接替站，来自全身的感觉传导通路（嗅觉除外）都会在背侧丘脑内更换神经元，再投射到大脑皮质。你可以理解为这是一位把守在指挥中心门口的老管家，对各地来的、想进入指挥中心的人进行粗略的分析与过滤，让它们换上统一的制服再进去，但嗅觉是贵宾，有自己的专线——由嗅上皮接引，通过嗅球直接传向大脑皮层。

上丘脑：位于第三脑室顶的周围，由丘脑髓纹、缰三角、缰连合、后连合和松果体组成。其中，松果体为颅内重要的神经内分泌器官，能分泌褪黑素等多种激素样物质。

后丘脑：位于背侧丘脑的后下方，包括外侧膝状体和内侧膝状体，是视觉和听觉传导通路的中继站。

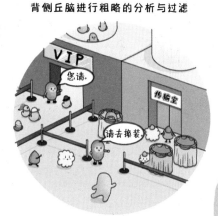

背侧丘脑进行粗略的分析与过滤

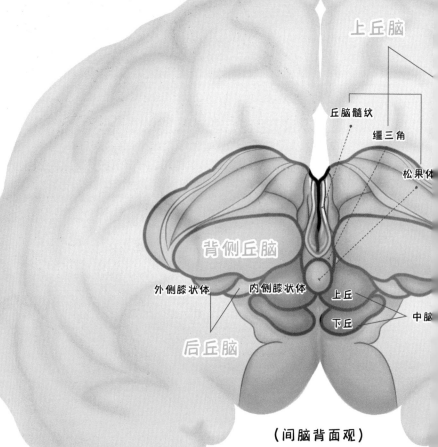

（间脑背面观）

上丘脑

丘脑髓纹

缰三角

松果体

背侧丘脑

外侧膝状体　内侧膝状体

上丘

下丘

中脑

后丘脑

松果体分泌褪黑色

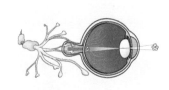

外侧膝状体传导视觉

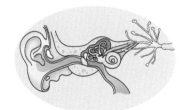

内侧膝状体传导听觉

下丘脑：位于背侧丘脑前下方，它的前方为视交叉，后接中脑，下连垂体。它还包含许多神经核，其中有两个著名的核：室旁核和视上核，它们不仅能传导神经冲动，还能分泌激素。

下丘脑虽然体积不大，但有着非常重要的作用。

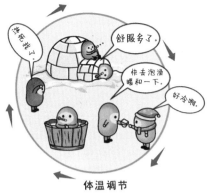
❶体温调节：下丘脑是体温调节的主要中枢，当体温超过或低于体温调定点（正常情况下约为 36.8℃）时，下丘脑就会通知皮肤血管和汗腺等组织器官开始活动，对人体产热和散热活动进行调节。但如果是在细菌感染等病理情况下，体温调定点会先上调，而后人体根据新的调定点来调节体温，于是表现为发热症状，退热药则是将调定点下调从而使体温下降。

体温调节

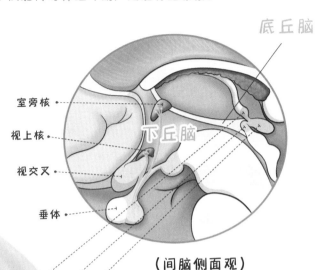

（间脑侧面观）

室旁核·
视上核·
视交叉·
底丘脑
下丘脑
垂体·
缰连合·
后连合·
松果体·

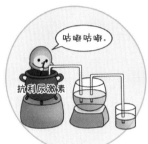
❷水平衡调节：下丘脑的室旁核和视上核是水平衡调节中枢，通过控制抗利尿激素的合成和分泌以及控制饮水来调节身体的水平衡。

水平衡调节

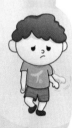

底丘脑核受损

底丘脑：它是中脑和间脑的过渡区，里面有一个底丘脑核，参与锥体外系传导躯体运动的功能。如果一侧的底丘脑核受损，会引起对侧的肢体（尤其是上肢）不由自主地做出舞蹈样动作。

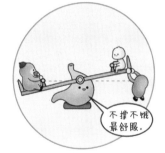
❸摄食行为调节：下丘脑中存在摄食中枢和饱腹中枢，其中一个中枢兴奋，另一中枢就会受到抑制，二者互相调节、此消彼长。

摄食行为调节

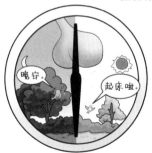
❹内分泌腺功能以及生物节律的调节：下丘脑中的许多神经元具有分泌功能，能分泌多种激素，促进或抑制腺垂体合成以及分泌各种激素。人体生物钟的形成也和下丘脑有着密切的关系。

生物钟调节

趣味知识拓展

我们的脑内有 4 个脑室。脑室是脑内充满脑脊液的腔室，也是脑的室管系统。脑室内的脉络丛是产生脑脊液的主要结构。左右大脑半球内各有一个侧脑室，间脑内有一个第三脑室，脑干与小脑之间是第四脑室。

简单来说，下丘脑负责监督我们是否饥饿、口渴，保持我们的体温稳定在恒定的范围，并负责在一夜甜美的睡眠后唤醒我们。

29 神经系统的组成部分——脑干和小脑

脑真的是人体中最复杂的部分，有关脑的很多秘密还没有被完全破解。我们前面大概了解了大脑（端脑）和间脑，接下来，一起来认识一下小脑和脑干吧。

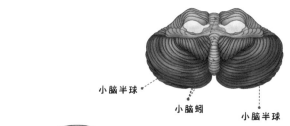

小脑半球
小脑蚓   小脑半球

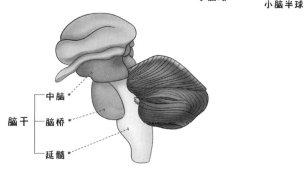

中脑
脑干   脑桥
延髓

认识脑干

脑干位于间脑下方、小脑的前面。它从上往下可以分为中脑、脑桥和延髓，内部结构除了灰质和白质外，还有网状结构。

脑干的灰质分散成团块状，称为神经核，与脑神经相连的称为脑神经核，其他的则称为非脑神经核。

脑神经属于周围神经系统，一共有12对，除了1对嗅神经连于端脑，1对视神经连于间脑，其余10对脑神经均连于脑干，分别为连于中脑的动眼神经和滑车神经，连于脑桥的三叉神经、展神经、面神经、前庭蜗神经，以及连于延髓的舌咽神经、迷走神经、副神经、舌下神经。脑神经主要支配头面部的感觉和运动。

认识小脑

小脑位于颅后窝（相当于后脑勺的位置），它的前面是脑干，上面是大脑的枕叶。它的形状有点像张开的贝壳，不过不是贝壳那样薄而扁，而是肉鼓鼓的。它也是由白质（皮质）和灰质（髓质）构成，中间狭窄的部分叫作小脑蚓，两侧膨隆的部分叫作小脑半球。

小脑的主要功能是维持身体平衡、协调眼球运动、调节肌张力以及协调肌群运动等。如果你想动作协调地跳完一支舞，小脑将起到很重要的作用；有一些人喝醉酒后走路歪歪扭扭的，就是因为酒精麻痹了小脑。

12 对脑神经

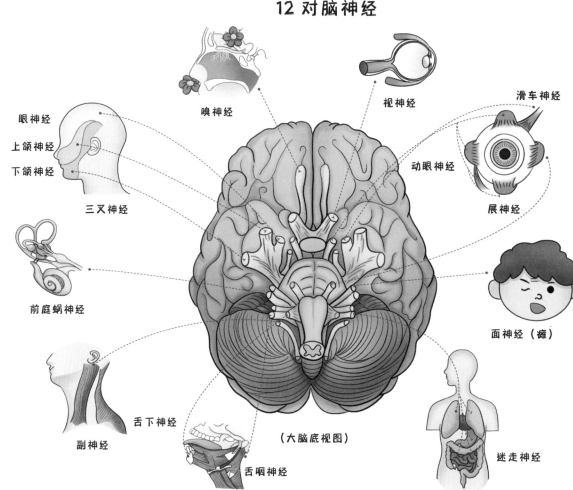

嗅神经
视神经
滑车神经
眼神经
上颌神经
下颌神经
动眼神经
三叉神经
展神经
前庭蜗神经
面神经（瘫）
副神经
舌下神经
舌咽神经
（大脑底视图）
迷走神经

脑干的白质是由经过脑干的上、下行传导束和出入小脑的神经纤维组成，起传导作用。

网状结构是由交织成网状的神经纤维和散在其间大小不等的细胞团块组成，有维持大脑皮质觉醒、影响睡眠、调节骨骼肌张力及内脏活动等功能。

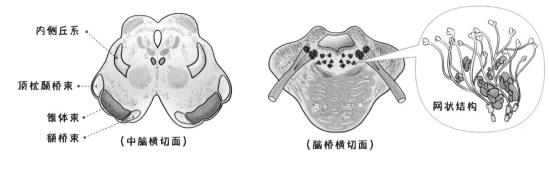

内侧丘系

顶枕颞桥束

锥体束

额桥束

（中脑横切面）

（脑桥横切面）

网状结构

上行传导束 　下行传导束

脑干连接的脊髓神经

在脑干内还有多个反射的低级中枢，它们可以不用经过大脑皮质的调控，是身体的本能反射。比如，脑桥内有角膜反射中枢，中脑内有瞳孔反射中枢，最重要的是在延髓内有调节呼吸运动和心血管活动的生命中枢，这里如果受伤，可能会危及性命。

延髓继续往下，在枕骨大孔处连接着脊柱中的脊髓。脊髓位于椎管中，成人脊髓的下端大约结束于第一腰椎椎体下缘。脊髓的灰质呈"H"形柱状，外周是白质。小儿麻痹症就是病毒感染了脊髓灰质的前角运动神经元胞体，使该神经元支配的区域骨骼肌软瘫、肌张力低下、腱反射消失、肌肉逐渐萎缩，不过好在我们已经有了脊髓灰质炎疫苗，适龄儿童均可免费接种。

脊髓上有 31 对脊神经连接，包括颈神经 8 对、胸神经 12 对、腰神经 5 对、骶神经 5 对和尾神经 1 对，这些脊神经从椎间孔穿出后会分岔交织成神经丛，延伸分布至躯干和四肢各处。

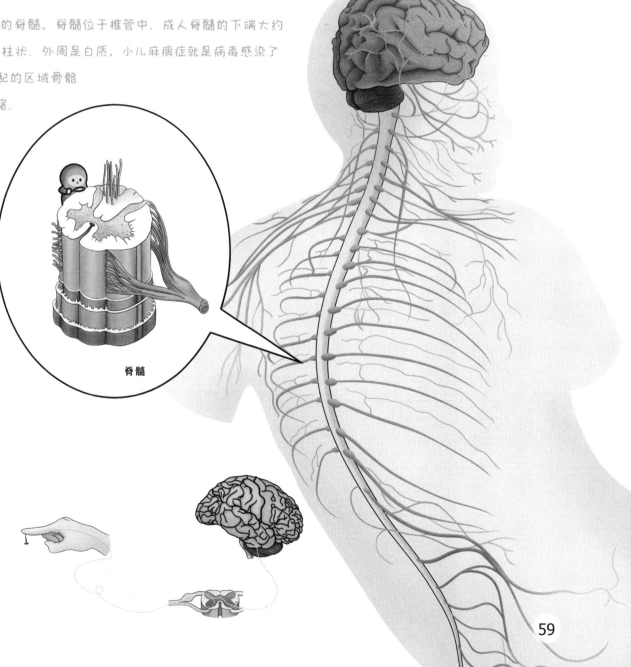

脊髓

趣味知识拓展

你知道吗？当你被针扎时，你手指收回的动作和感觉到疼好像是同时的，但实际上，你是先做出了收回手指的反应，而后才感觉疼的。这是因为，在紧急情况下你的感觉神经除了传送信息到大脑，还会通过中间神经元直接向运动神经发出信号，运动神经会立刻将神经冲动传递给手指肌肉，使肌肉收缩，你得以迅速从针尖上移开手指，此时大脑返回的信号也到达了，你才开始感觉到疼痛。

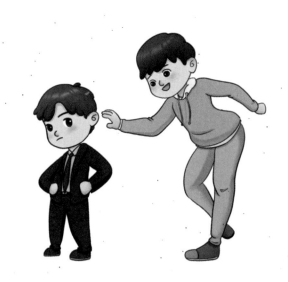

30 神奇的魔法师——激素

你知道吗？世界上真的有一群被称为"巨人"的人，他们并不是童话故事中的巨人，而是一群患有巨人症的病人。

巨人症的发病年龄都在青少年时期，"巨人"们的平均身高超过 2 米，而且和单纯长太高的正常人不同的是，巨人症患者还常常伴随着其他方面的异常：面部粗糙、手足厚大、毛发易脱落、患有糖尿病、极易骨折……这其实是因为他们的内分泌系统出了问题。

生长激素

影响人生长发育的因素有很多，由垂体分泌的生长激素是其中最重要的影响因素。生长激素在营养充足的条件下，通过刺激肝、肾等组织产生生长素介质，生长素介质会促进蛋白质合成、增加胶原组织、促进软骨细胞分裂，使软骨生长。生长激素对肌肉、成纤维细胞也有类似的促进生长作用。

在骨骺还未闭合之前，垂体如果出现病变，使生长激素分泌过多，身体就会不停地长高，出现巨人症。生长激素的过量增长也会导致垂体性糖尿病；如果生长激素分泌不足，就可能导致身高异常矮小出现侏儒症。不过，生长激素对脑组织的生长发育没有影响，因此巨人症和侏儒症患者的智力并不会受到影响。

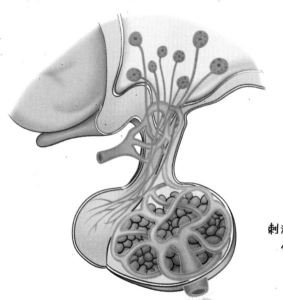

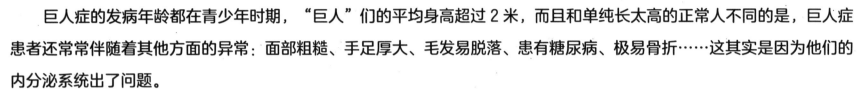

▼ 大脑垂体分泌生长激素，刺激肝、肾等组织产生生长素介质，促进软骨细胞分裂，使软骨生长

还未闭合的骨骺

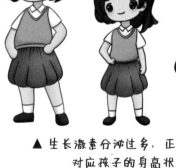

▲ 生长激素分泌过多、正常、过少对应孩子的身高状况

在我们的身体里，除了生长激素，还有许多其他种类的激素，它们都是由内分泌腺或内分泌组织分泌的，会随组织液直接进入毛细血管或毛细淋巴管，然后被运送至全身各处，作用于特定的器官或组织。

接下来，我们来认识一下全身都有哪些主要的内分泌腺以及它们分泌的激素吧。

▼ 全身的内分泌腺

脑垂体：它位于下丘脑下方，是身体的"主腺体"，由腺垂体和神经垂体两部分组成。腺垂体分泌7种激素：作用于相关内分泌腺的促甲状腺激素、促肾上腺皮质激素、促卵泡激素、黄体生成素和作用于相关靶细胞的促黑激素、催乳素、生长激素。腺垂体还起着上接中枢神经系统，下连其他内分泌腺的"桥梁"作用。神经垂体负责储存和释放来自下丘脑的抗利尿激素和催产素。

甲状腺：它位于喉下部、气管上部的位置，是人体最大的内分泌腺。主要分泌甲状腺素和降钙素。甲状腺素的功能主要是促进人体新陈代谢和生长发育，对脑的生长发育也有影响；降钙素可以降低血钙，减少骨钙丢失。

甲状旁腺：它位于甲状腺侧叶后方，上下各一对，负责分泌甲状旁腺素，调节钙和磷的代谢。

胸腺：它位于胸骨柄后方，分泌胸腺素，诱导T淋巴细胞分化，增强T淋巴细胞对抗原的反应。

肾上腺：它在脊柱的两侧，在右肾的上方。它分泌的肾上腺糖皮质激素和肾上腺髓质激素，能调节糖、蛋白质、脂肪、水和盐的代谢，并能在危险时刻激发人的潜力，快速做出"战"或"逃"的反应。

除了这些形态结构上独立存在、肉眼可见的内分泌腺。人体中还有一些分散在其他器官内，肉眼不可见的内分泌细胞团块。比如，胰腺里的胰岛分泌的胰岛素，睾丸里的间质细胞分泌的雄激素，卵巢里的卵泡和黄体分泌的雌激素、孕激素以及少量的雄激素，等等，它们共同构成了人体的内分泌系统。

趣味知识拓展

你知道吗？如果是成年人的脑垂体发生病变，导致生长激素过度分泌，而这时候他们的骨骺已经闭合，是不会出现巨人症的，但是会出现手脚粗大、肥厚，鼻宽唇厚等症状，面容也会发生改变，也叫肢端肥大症。

松果体
脑垂体
甲状腺
甲状旁腺
胸腺
肾上腺
胰腺
睾丸
卵巢

61

引成长的秘密

你是不是也想过这个问题：男生和女生有什么不一样？其实，我们身体的大部分器官都是一样的，比如说每个人都有心脏、肝脏、肺、肾等；但也有一些器官男生女生是不同的，比如生殖系统的器官。这也是爸爸不能怀宝宝的原因，因为小宝宝在胎儿期住的"小房子"只有女生的肚子里才有。

虽然男生女生拥有不同的生殖系统，但是小时候从外表看起来差别并不大，进入青春期（一般是10~20岁）之后，在垂体促性腺激素的作用下，女生的卵巢和男生的睾丸开始分泌性激素，产生卵子和精子，形成并维持第二性征，男生和女生的差别才明显起来。

以睾酮（tóng）为主的雄激素是青春期男生们发生变化的内在原因，它会使男生们长出胡须、喉结和体毛，使他们更强壮，他们的声音也会变得更加低沉。而雌激素则让女生们的身体变得越来越像妈妈，乳房开始发育，并且出现月经。而有一些男生、女生还会长出痤疮（青春痘），那也是因为在性激素的刺激下皮脂腺分泌了太多的油脂，堵塞了毛囊而引起的，这时需要去看皮肤科的医生，不要自己随便去挤压它。

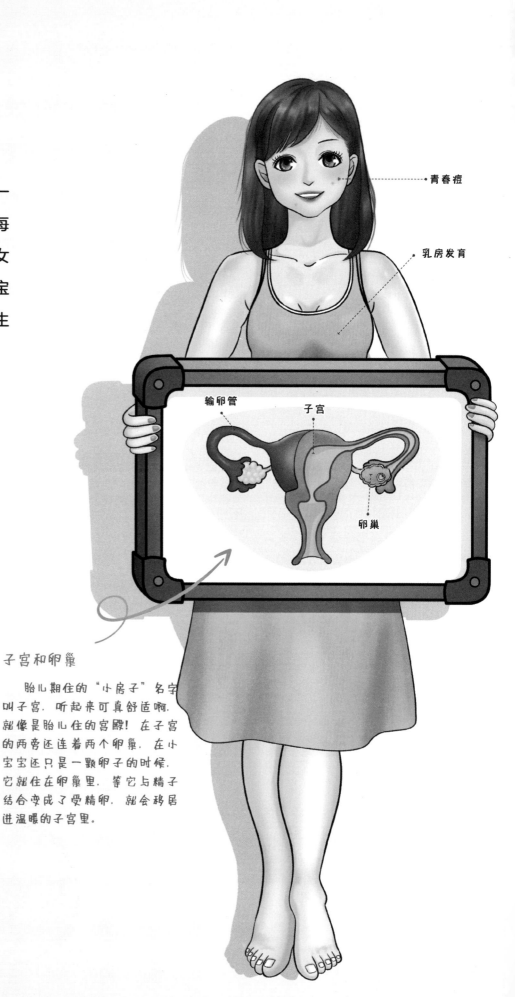

青春痘

乳房发育

输卵管　子宫

卵巢

子宫和卵巢

　胎儿期住的"小房子"名字叫子宫，听起来可真舒适啊，就像是胎儿住的宫殿！在子宫的两旁还连着两个卵巢，在小宝宝还只是一颗卵子的时候，它就住在卵巢里，等它与精子结合变成了受精卵，就会移居进温暖的子宫里。

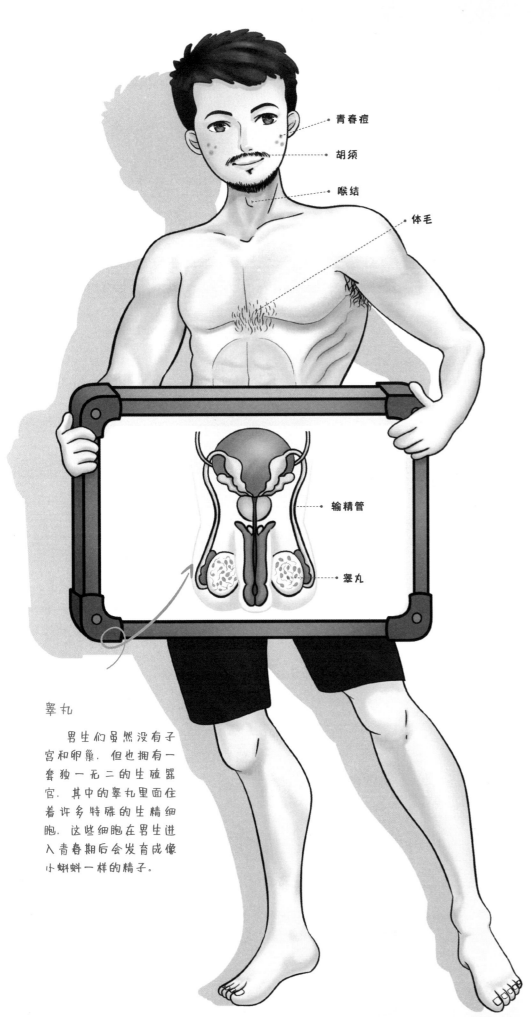

青春痘

胡须

喉结

体毛

输精管

睾丸

睾丸

男生们虽然没有子宫和卵巢，但也拥有一套独一无二的生殖器官。其中的睾丸里面住着许多特殊的生精细胞，这些细胞在男生进入青春期后会发育成像小蝌蚪一样的精子。

性激素的分泌以及身体上的变化还会使青春期的孩子心理和性格上发生变化，你有可能更敏感，更渴望独立，更容易焦躁，有时候相信自己无所不能，有时候又渴望有人陪伴，这些都是正常的心理成长过程，不用太担心，遇到烦恼时可以和家人或信得过的朋友多交流，或者看看书、听听音乐，这些都有利于帮助你顺利地度过青春期。

正因为我们每个人的身体都拥有这么多秘密，所以我们要保护好它，特别是穿着内衣内裤的部位是属于每个人最重要的隐私，谁都不可以看，谁都不可以碰，除非你还是个小婴儿还需要爸爸妈妈帮助你洗澡，如果不是，就算是在家人面前也要注意保护隐私哦。

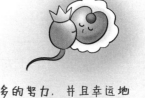

趣味知识拓展

你知道吗？每毫升精液中就含有1亿~2亿个精子，但最后只有一个精子能突破重围找到卵子，并与它形成受精卵，住进子宫里，发育成胎儿。也可以这么说，你曾为了能够来到这个世界做过非常多的努力，并且幸运地从几亿个精子中获胜，才能成为现在的你，所以一定要好好爱自己，你是最棒的！

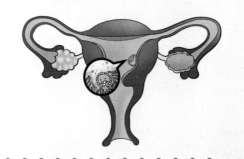

为什么一个家族里的人常常会有很多相似的地方？
又是什么让每个人都与众不同呢？

32 携带遗传密码的染色体

你长得像爸爸，还是像妈妈呢？

孩子的长相通常会随父母，或者祖辈，也有一些孩子的长相虽然和爸爸、妈妈的相似度不明显，但有一些特征和家族中的人特别相似。比如，我见过的一个孩子，他和妈妈的长相一点也不像，但当他们脱下袜子，你会发现他们的第二根脚指头都是往下弯着长的，简直一模一样。这是为什么呢？这就是今天我们要聊到的话题——遗传。

遗传是什么？

当爸爸与妈妈相爱，他们会做出一些亲密的举动，亲吻、爱抚、结合，然后爸爸的精子和妈妈的卵子相遇，形成受精卵，而后受精卵不停分裂，形成胚胎，最终发育成胎儿。所以，每个人都是由小小的受精卵发育而来的。

形成受精卵的精子与卵子都是人类的生殖细胞，而遗传的密码就藏在细胞中。不论是生殖细胞，还是体细胞中都有。

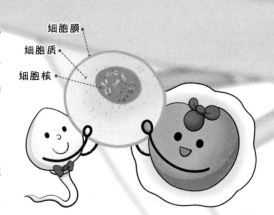

细胞膜
细胞质
细胞核

趣味知识拓展

你知道吗？正因为人体每个细胞中均含有同样的46条染色体，所以在一些犯罪现场，法医可以根据罪犯遗留下来的唾液、头发等比对出DNA，找出真凶。

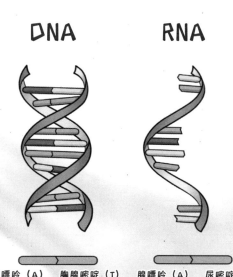

DNA　　　RNA

腺嘌呤（A）　胸腺嘧啶（T）　　腺嘌呤（A）　尿嘧啶（U）

鸟嘌呤（G）　胞嘧啶（C）　　鸟嘌呤（G）　胞嘧啶（C）

细胞分为细胞膜、细胞质和细胞核，携带遗传信息的染色体就在细胞核中，让我们深入细胞核的内部，从它的最小结构核苷酸说起。

核苷酸是由磷酸、戊糖和碱基组成的化合物，许多的核苷酸组成核酸。核酸因为所含核苷酸中戊糖的不同又可以分成两种：DNA（脱氧核糖核酸）和RNA（核糖核酸）。

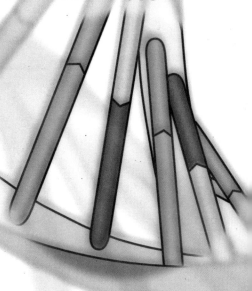

DNA为双链螺旋结构，就像不断向右螺旋上升的梯子，梯子的"扶手"由磷酸和脱氧核糖相间排列组成，"踩脚的横档"是由连在两边脱氧核糖分子上的两个配对碱基通过氢键连接而成。RNA多为单链结构。

遗传的关键就在碱基上。DNA的四种碱基是：腺嘌呤（A）、鸟嘌呤（G）、胞嘧啶（C）和胸腺嘧啶（T）。RNA的四种碱基是：腺嘌呤（A）、鸟嘌呤（G）、胞嘧啶（C）和尿嘧啶（U）。两者的4种碱基之间的配对是固定的，A-T（或A-U）配对，C-G配对，这就是碱基的互补法则。

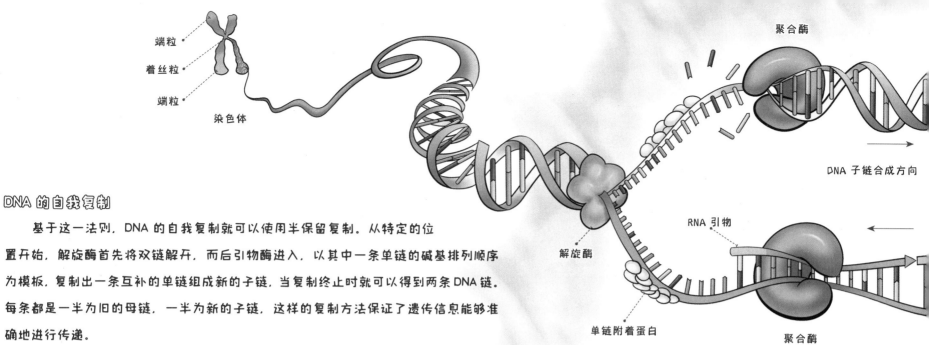

端粒
着丝粒
端粒
染色体

聚合酶

DNA 子链合成方向

解旋酶

RNA 引物

单链附着蛋白

聚合酶

DNA 的自我复制

基于这一法则，DNA 的自我复制就可以使用半保留复制。从特定的位置开始，解旋酶首先将双链解开，而后引物酶进入，以其中一条单链的碱基排列顺序为模板，复制出一条互补的单链组成新的子链，当复制终止时就可以得到两条 DNA 链。每条都是一半为旧的母链，一半为新的子链，这样的复制方法保证了遗传信息能够准确地进行传递。

DNA 转录

基于这一法则，DNA 还可以通过转录，以 DNA 的一条单链为模板，得到一条携带了遗传信息的单链 RNA。新形成的 RNA 从细胞核进入细胞质，指示核糖体制造蛋白质。（3 种 RNA 在体内的主要作用都是引导蛋白质的合成：信使 RNA 作为模板指导蛋白质的合成，转运 RNA 将特定的氨基酸转运到核糖体 RNA 上进行蛋白质合成。）

转译

DNA 上的 4 种碱基，每 3 个一组，被称为一个密码子，每个密码子与一个氨基酸相对应。信使 RNA 可以把这些密码子转译为蛋白质分子中的氨基酸序列，以满足构建身体所需的蛋白质。

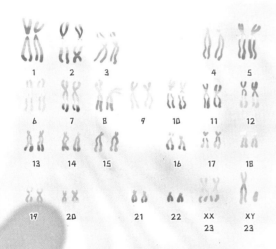

基因是 DNA 长链上具有遗传效应的特定碱基序列，是 DNA 分子上很小很小的区段，在结构上是由许多可以独自发生突变或重组的核苷酸组成。一个 DNA 分子中可以包含许多的基因。

DNA 和蛋白质构成了在显微镜下可以看得到的染色体。人类有 46 条（23 对）染色体，其中 22 对为常染色体，1 对为性染色体。女性的性染色体为一对 X 染色体，而男性的性染色体由一条 X 染色体和一条 Y 染色体组成。所以后代是男孩还是女孩，主要看形成受精卵的那颗精子携带的是 X 染色体还是 Y 染色体。

除生殖细胞由于减数分裂的原因只有 23 条染色体外，人体其他细胞中均含有同样的 46 条染色体。当形成受精卵时，来自爸爸精子中的 23 条染色体和来自妈妈卵子中的 23 条染色体又组成了新的 46 条染色体，这就是为什么你会遗传爸爸或妈妈身上的某些特性，因为这些染色体携带着他们的基因。而由于一些随机变化（基因突变），你也会有一些自己专属的基因，这就造就了独一无二的你。

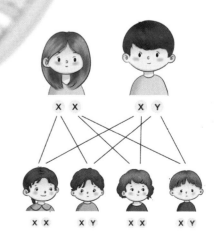

图书在版编目（CIP）数据

孩子读得懂的人体奥秘 / 黄桂钗著 ; 柳维绘. --
北京 : 北京理工大学出版社, 2022.8
ISBN 978-7-5763-1427-4

Ⅰ. ①孩… Ⅱ. ①黄… ②柳… Ⅲ. ①人体—少儿读
物 Ⅳ. ①R32-49

中国版本图书馆CIP数据核字（2022）第110491号

出版发行 / 北京理工大学出版社有限责任公司
社　　址 / 北京市海淀区中关村南大街 5 号
邮　　编 / 100081
电　　话 / （010）68914775（总编室）
　　　　　（010）82562903（教材售后服务热线）
　　　　　（010）68944723（其他图书服务热线）
网　　址 / http://www.bitpress.com.cn
经　　销 / 全国各地新华书店
印　　刷 / 唐山才智印刷有限公司
开　　本 / 787 毫米 × 1200 毫米　　1/12
印　　张 / 6.5　　　　　　　　　　　　　　　责任编辑 / 李慧智
字　　数 / 90千字　　　　　　　　　　　　　文案编辑 / 李慧智
版　　次 / 2022 年 8 月第 1 版　2022 年 8 月第 1 次印刷　　责任校对 / 刘亚男
定　　价 / 78.00元　　　　　　　　　　　　　责任印制 / 施胜娟

图书出现印装质量问题，请拨打售后服务热线，本社负责调换